湖南省高职高专药学类专业特色教材

问病荐药

主　　编　周志涵　蒋冬贵
副 主 编　王　慧　符　娟　李寒冰
编　　者　（以姓氏笔画为序）
王　慧　吕　芳　李寒冰
李德知　周志涵　符　娟
蒋冬贵

中国健康传媒集团
中国医药科技出版社

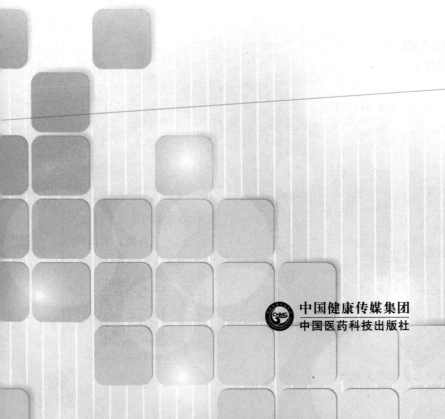

内容提要

《问病荐药》是为药学类与食品药品类专业开发的校企合作及职业融合创新教材之一，系根据临床医学概要、多家医药企业对临床知识和技能需求特点编写而成。全书分为三篇，第一篇为问病荐药基础技能，简要介绍什么是问病荐药、问病荐药的技能要点；第二篇为常见病用药指导，主要介绍了常见疾病的基本概念、常见病因、临床表现、诊断标准及针对该病的药学服务（健康解决方案、解析、保健贴士）内容，涵盖了呼吸系统、消化系统、心血管系统、泌尿系统、血液系统、营养代谢、免疫、儿科、妇科、外科及神经科、五官科、皮肤病及性病等疾病；第三篇为特殊人群用药常识，介绍了小儿、老年人、妊娠期和哺乳期妇女、驾驶员、运动员等人群的用药注意事项。书后并附有临床不合理用药典型案例，并进行案例分析。

本教材有较强的实用性和针对性，注重职业技能的培养，突出学生的药学服务能力。本教材可供高职高专院校药学类、药品制造类、药品经营与管理、食品药品管理类等专业使用，也可作为医药类企业相关技术人员的培训和参考资料。

图书在版编目（CIP）数据

问病荐药 / 周志涵，蒋冬贵主编. —北京：中国医药科技出版社，2020.1

湖南省高职高专药学类专业特色教材

ISBN 978-7-5214-1533-9

Ⅰ. ①问… Ⅱ. ①周… ②蒋… Ⅲ. ①药物学—高等职业教育—教材 Ⅳ. ①R9

中国版本图书馆 CIP 数据核字（2020）第 004452 号

美术编辑 陈君杞

版式设计 南博文化

出版 **中国健康传媒集团** | 中国医药科技出版社

地址 北京市海淀区文慧园北路甲 22 号

邮编 100082

电话 发行：010-62227427 邮购：010-62236938

网址 www. cmstp. com

规格 787×1092mm 1/16

印张 11 1/2

字数 204 千字

版次 2020 年 1 月第 1 版

印次 2022 年 7 月第 2 次印刷

印刷 三河市百盛印装有限公司

经销 全国各地新华书店

书号 ISBN 978-7-5214-1533-9

定价 32.00 元

前言

药学服务是药师应用药学专业知识向公众（包括医护人员、患者及家属）提供直接的、负责任的、与药物使用有关的服务。目标是以患者为中心，提高药物治疗的安全性、有效性和经济性，改善和提高患者的生命质量。随着医疗体制改革的不断深化，对药学服务人员综合能力的要求越来越高，人才需求越来越大。药学类高职院校培养出的学生由于临床课程学习时间短，临床基础相对薄弱，严重制约了学生毕业后从事药学服务的能力。随着药品零差价的全面实行，药事服务的全面铺开，全社会对高素质的药学服务人才出现了求贤若渴的局面。为尽可能在最短的时间内培养出更高质量的药学服务人才，更符合当前形势下企业对人才的需求，我们编写了这本重在提高学生药学服务能力的《问病荐药》教材。本教材的特色有以下几点。

1. 强化实用性与科学性相结合　目前出版的一些供高职高专使用的药学临床基础教材侧重于理论的较多，药学服务的内容，特别是具有可操作性的内容偏少，而一些药品经营企业编写的培训教材又在严谨性和科学性方面存在欠缺。因此，在本教材的编写中，我们在保证科学性和严谨性的基础上，删减了一些理论性的内容，将重点放在与实践相结合上，强化实用性。

2. 教材内容与职业资格证书紧密衔接　“双证制”是高等职业教育的特色所在，因此，在本教材的编写中，我们力图尽可能符合教学及教育发展的步伐，以职业目标和药学服务过程为导向，通过岗位调研，在进行职业分析、确定职业能力的基础上，突出了职业教材的能力特色。

3. 突出常见疾病的药学服务　在教材的编写过程中，我们力求突出常见疾病的药学服务。“问病”的内容主要是病因、临床表现、诊断标准；“荐药”的过程就是在健康解决方案中对药物推荐、注意事项和保健建议等能力的综合体现。根据职业院校教育教学的特点，以及学生毕业后主要从事的药学服务岗位，我们简化了少见的疾病和专科要求很高的疾病；同时，把每种常见病的主要临床特点和药学服务方案及具体的服务内容进行了强化，尽可能让学生拿着书本就能进行药学服务。

具体编写分工如下：第一篇、第二篇第四章、第三篇由周志涵编写；第二篇第三章和第五章、附录由蒋冬贵编写；第二篇第六章和第十二章由王慧编写，第七、八、九章由符娟编写，第十、十一章由吕芳编写，第十三、十四章由李德知编写。

本教材是在结合多年教学经验和多方查阅相关知识资料的基础上，汲取目前全国大型药品经营企业的药学服务培训教材的精华，并经过长时间地反复修改后定稿的，在此对为本教材的编写辛勤劳动和鼎力支持的所有同仁表示衷心的感谢！

由于编者水平有限，书中难免有疏漏不足之处，恳请广大读者批评指正。

编　者

2019年7月

目录

第一篇

问病荐药基础技能

第一章　什么是问病荐药

一、什么是问病荐药

问病荐药是指药店店员通过问诊，对患者或知情人进行全面系统地询问，获得疾病相关资料，从而有针对性地为患者或顾客提供药物服务方案及保健建议。它是零售药店店员的服务技能之一。

二、问病荐药的过程

问病荐药主要包括疾病询问、疾病评估、健康解决方案、方案解析、主要注意事项及保健建议。

1. 疾病询问

疾病询问主要就病因、临床表现、有关检查按照下列顺序展开：①病因或诱因；②主要症状及持续时间；③主要症状特点 ；④伴随症状；⑤是否就医及是否用过药；⑥发病过程中饮食、二便、睡眠情况；⑦既往健康情况；⑧是否有药物过敏史；⑨个人爱好、职业，是否有家族史。

举例　　感冒时的问诊过程

店员：您好！请问我能帮您什么？

顾客：我想来买感冒药。

店员：请问您有哪些不舒服？

顾客：我鼻塞，还不停地打喷嚏。

店员：您这症状持续多长时间了？

顾客：从昨天开始。

店员：您有没有头痛、全身酸痛或肌肉疼痛的现象？

顾客：有点头重。

店员：有没有发热？

顾客：没有。

店员：有没有咳嗽？

顾客：有点。

店员：咳嗽时有没有咳痰的现象？

顾客：有些，不是很多。

店员：痰是什么颜色，稀的还是浓的？

顾客：白色，不稠。

店员：您这两天吃饭怎样？有没有恶心呕吐？

顾客：胃口不好，但不想呕。

店员：您在此之前有没有受过凉？

顾客：有过，前天晚上洗过冷水澡。

店员：您用过什么药吗？

顾客：有，吃过维C银翘片，但没有作用。

店员：哦，您有没有什么药物过敏史？

顾客：没有。

店员：您有没有其他疾病，如胃病？

顾客：没有。

2. 疾病评估

根据顾客的描述，初步判断疾病的原因、诱因以及起病急缓情况等。

如：店员：好的，从您的症状来看，您这是一个普通感冒，属于风寒感冒。

3. 健康解决方案

对症药物，缩短病程。如止咳化痰选择止咳糖浆，解热镇痛选择中成药风寒感冒颗粒，抗病毒选择抗病毒口服液。

4. 方案解析

进行合理用药指导：①正确的用药时间；②正确的服药方法；③已知药物的不良反应；④停药时机的教育；⑤患者服药时的饮食禁忌；⑥应分开服用的药物；⑦特殊告知的特殊人群。

举例

店员：风寒感冒颗粒的主要成分是麻黄、葛根、防风等，具有疏风散寒发汗的作用，可以治疗风寒感冒，缓解鼻塞、流涕、打喷嚏的现象。

顾客：我想买些西药吃，西药的治疗更快些。

店员：西药可以选择复方制剂新康泰克（美扑伪麻片），可以减轻感冒引起的鼻塞、流涕、打喷嚏等症状。口服，一天两粒，早晚各一粒，饭后服用。

顾客：那它有什么不良反应吗？

店员：服用新康泰克的过程中，可能会出现困倦、口干、胃部不适、乏力、头晕、嗜睡、便秘等轻微的不良反应。此外每天服用量不超过2粒，服药时间不超过7天，感冒症状消失后立即停药，用药期间多喝水，如症状加重，请及时就医。

5. 用药注意事项及保健建议

给出相应药物的注意事项，包括服用方法及需要注意的地方，告知药物的不良反应、恰当的饮食、合理的生活方式等。

第二章　问病荐药的技能要点

问病荐药是药品质量保证、药品供应、处方审核、用药指导、药物治疗方案设计、用药安全性监测、患者和公众教育等多方面医药学知识的一个综合应用，这既是本专业从业人员的价值体现，同时也面临重大的挑战。要使从业人员能够很好地胜任药学服务的使命，除了必须具有药学类专业的教育背景，具备扎实的药学类专业知识、良好的职业道德以外，还必须具备如下的综合素质。

一、应具备良好的专业知识和专业技能

1. 应提供安全的治疗药品

首先要求所提供的药品是合格的、优质的，不仅是内在质量还是外在包装上。这就要求在采购药品时，严格按法律法规要求，从合法的渠道获得药品；在药品的贮存过程中应有一个适宜的放置环境，减少药品的变质；在提供给患者时，应保证药品在该次治疗的服用期间处于安全的有效期内。另一方面，药师应对所提供的药品可能具有的不良反应有比较清晰的了解和掌握，特别是药品的严重不良反应更应熟知。在此基础上，药师应对患者详细说明药品的正确使用方法和可能引起的不良反应，特别是严重不良反应，尽量避免药品不良反应对人体的可能损害。同时还要加强药物不良反应监测，发现任何可能存在的不良反应。

2. 应提供有效的治疗药品

要求从业人员对所提供的药品的适应证、作用原理、作用途径、作用特点、作用强弱、使用方法、配伍禁忌、不良反应等方面均有全面的了解。另一方面从业人员必须接受医学知识培训，掌握一定的临床医学知识。在门诊或药店的从业人员应对患者的病症进行简要了解，善于发现医生处方中的不合理用药，并提出改进意见；在临床的药师应能向医生提供全面的药品信息和用药方案，帮助医生正确、合理地使用药品。同时，药师还应积极深入临床，开展治疗药物监测、处方分析，进行新制剂和新剂型的研究。

3. 应提供经济的治疗药品

要求药师掌握药物经济学研究的方法和步骤，有能力对所有备选治疗（包括药物治疗和非药物治疗）方案进行最小成本、成本–效益、成本–效果、成本–效用等方面

的综合分析，向患者提供既经济又能提高生活生存质量的疾病治疗方案。这可大大降低疾病治疗的总费用，使整个社会的卫生资源得到有效、合理的分配和利用。

4. 应以合法的方式提供药品

由于疾病治疗具有一定的复杂性和限制性，医药行业存在较高的风险，从业人员提供药品的手段和程序均应是合法的。这可以从很大程度上消除可能发生的医疗事故和医疗纠纷，大大提高医疗服务和药学服务的水准。要求药师在遵守国家有关法律法规的基础上，建立一套贯穿药品采购、贮存、调配全过程的切合本部门实际的、高效的、合理的、合法的管理制度和操作规范。

二、转变服务观念和服务态度

应及时转变服务理念，从“要我服务”到“我要服务”，体现以人为本的服务理念。应充分运用自己丰富的专业知识给予患者或者取药人员正确的指导及建议，对患者进行必要的药品储存、使用等知识教育，提高全社会的医药知识水平，提高药物使用安全性，同时也能提高医疗机构的社会责任感和公众形象。还需要从业人员怀着对工作高度的责任心，对患者深厚的同情心，百问不厌的耐心和关心，使用礼貌用语，拉近与患者的距离，充分理解并优质高效的为之服务。

三、掌握必要的临床医学知识

从业人员要面向临床，参与药物治疗，除需要具备丰富的药学知识外，还需要掌握一定的医学知识，如病理学、生理学、诊断学等相关知识，否则参与临床工作时很难深入其中，更谈不上“指导临床合理用药”。因此调整知识结构，补充相关医学知识是从业人员开展药学服务迫切需要解决的问题。

四、具有良好的沟通能力

通过沟通可使患者获得有关用药的指导，有利于疾病的治疗，提高用药的安全性、有效性和依从性，从而减少不良反应事件的发生。

五、能够读懂药历

药历（medication history）是客观记录患者用药史和药师为保证患者用药安全、有效、经济所采取的措施，是药师以药物治疗为中心，发现、分析和解决药物相关问题的技术档案，也是开展个体化药物治疗的重要依据。药历由药师填写，作为动态、连续、客观、全程掌握用药情况的记录，内容包括其监护患者在用药过程中的用药方案、用药经过、用药指导、药学监护计划、药效表现、不良反应、治疗药物监测（therapeutic drug monitoring，TDM）、各种实验室检查数据、对药物治疗的建设性意见和对患者的保健建议忠告。

附：药历的格式

国外标准格式有：TITRS模式（主题、诊疗的介绍、正文、提出建议、签字）；SOAP格式［主诉信息（subjective）、体检信息（objective）、评价（assessment）、提出治疗方案（plan）］等。

2006年，中国药学会医院药学专业委员会推荐国内的药历格式为：基本情况+病历摘要+用药记录+用药评价，具体内容如下：

基本情况——患者姓名、性别、年龄、出生年月、职业、体重或体重指数、婚姻状况、病案号或病区病床号、医疗保险和费用情况、生活习惯和联系方式。

病历摘要——既往病史、体格检查、临床诊断、非药物治疗情况、既往用药史、药物过敏史、主要实验室检查数据、出院或转归。

用药记录——药品名称、规格、剂量、给药途径、起始时间、停药时间、联合用药、不良反应或药品短缺品种记录。

用药评价——用药问题与指导、药学监护计划、药学干预内容、TDM数据、对药物治疗的建设性意见、结果评价。

六、善于使用药品说明书

药品说明书（package insert）是药品信息最重要的来源之一，起着指导医师、药师、护士和患者正确销售、储藏、保管、调剂和使用药品的重要作用。根据我国《处方管理办法》的规定，医师应当根据医疗、预防、保健需要，按照诊疗规范、药品说明书中的药品适应证、药理作用、用法、用量、禁忌、不良反应和注意事项等开具处方。在医疗纠纷等事件的处理中，医疗人员是否按照药品说明书中的规定用药，往往是判断其是否应当承担法律责任的关键依据，因此药品说明书在医疗上也具有重要的法律意义。

1. 药品说明书的管理原则

《药品管理法》中规定了药品说明书管理的基本原则。其中第54条规定，药品包装必须按照规定印有或者贴有标签并附有说明书。说明书上必须注明药品的通用名称、成分、规格、生产企业、批准文号、产品批号、生产日期、有效期、适应证或者功能主治、用法、用量、禁忌、不良反应和注意事项。麻醉药品、精神药品、医疗用毒性药品、放射性药品、外用药品和非处方药的标签，必须印有规定的标志。除运输等的大包装标签外，药品标签专有标识应当彩色印制，非处方药和外用药品说明书专有标识可以单色印制，但非处方药要在专有标识下标明甲类还是乙类。

2. 阅读药品说明书注意事项

在阅读药品说明书时，主要了解和掌握药品说明书上的有效期、生产日期、用法用量、适应证、禁忌、不良反应、注意事项、储藏方法等内容。

（1）处方药和非处方药：药品分类管理是根据药品安全性、有效性，依其品种、规格、适应证、剂量及给药途经等的不同，将药品分为处方药和非处方药，并做出相应的管理规定。

国家药品监督管理部门将特殊管理的药品、毒性或潜在影响使用不安全的药品、因使用方法的规定（注射剂）、用新化合物制备的新药等规定为处方药，处方药必须凭执业医师或执业助理医师处方才可调配、购买和使用。非处方药则是指为方便公众用药，在保证用药安全的前提下，经国家卫生行政部门规定或审定后，不需要医师或其他医疗专业人员开写处方即可购买的药品，一般公众凭自我判断，按照药品标签及使用说明就可自行使用，非处方药在美国又称为柜台发售药品（over the counter drug），简称OTC药。

（2）慎用、禁用和忌用：慎用指应用药品时要谨慎，但不是绝对不能应用，必须慎重考虑，权衡其利弊，在利大于弊的情况下方可使用，并须密切观察是否有不良反应，一旦发现问题，必须立即停药。

禁用即禁止使用。凡属禁用的药品，一定要严格执行药品说明书的规定，禁止特定人群使用。如吗啡能抑制呼吸中枢，支气管哮喘和肺源性心脏病患者应禁用，否则会对人体构成严重危害，甚至危及生命。

忌用即避免使用。有些药物会给患者带来不良后果，如氨基糖苷类对神经系统和肾脏有一定毒性作用，故患耳鸣疾病及肾功能障碍者应忌用。属于忌用范围的，一般应尽量避免使用。

（3）或遵医嘱：药品说明书在“用法与用量”后，常用“或遵医嘱”字样。一是因为说明书上的剂量是常用剂量，但由于患者病情、体质及对药物的敏感程度不同，用量也就不同，医生可根据具体情况具体处理；二是因为药物作用的性质与剂量有关，剂量不同，作用也就不同，如阿司匹林是常用的退热药，退热剂量一般为0.3~0.6g，每日3次；但用于预防缺血性中风时，就须减少用量，一般25mg，临睡前服一次即可发挥作用。

（4）有效期：药品的有效期是指药品在规定的储藏条件下能保持其质量的期限。一般药品在正常的储藏条件下能较长期地保持有效性，但是某些药品如抗生素、生物制品、某些化学药品和放射性药品等，即使在正常的储藏条件下，其效价（或含量）会逐渐下降，甚至会增加毒性，以至无法使用。因此，为保证这部分药品的质量，保证用药安全，常根据其稳定性试验和留样观察，预测或掌握其效价（或含量）下降至不合格的时间，规定药品在一定储藏条件时的有效使用时限，这就是药品的有效期。它是直接反映稳定药品内在质量的一个重要指标，这类药品必须严格遵守其特定的贮藏条件，且要在规定的期限内使用，才能保证药品的有效性和安全性，两者不可忽视。因此，加强有效期药品的管理，是保证用药安全、有效的重要条件，且不可忽视。

七、用药指导

用药指导是指由药师对患者进行合理用药指导和宣传，针对患者的具体用药进行个体化的用药指导。咨询的主要内容有药品的适应证、用法用量、不良反应、配伍禁忌、贮存方法、药价及是否录入社会医疗保险报销目录等信息。

医药学是医疗术语专业性非常强的特殊领域，绝大多数患者是不可能掌握较全面的医药学知识的，而药师是最熟悉每一种药品的专业人员。药师利用自己掌握的专业知识直接为患者指导用药，可以最大程度提高患者的药物治疗效果，提高用药的依从性、有效性和安全性。

1. 依从性

当患者能遵守医师确定的治疗方案及服从医护人员和药师对其健康方面的指导时，就认为这一患者具有依从性，反之则为不依从。患者如果缺乏依从性，可能会导致治疗失败或者严重药物中毒，所以提高依从性可保证药物的治疗效果。

2. 提高依从性的方法

（1）简化治疗方案：由于某些患者用药品种较多，且用法大多是每日3~4次，患者难以按时用药，如果能将用药方案的复杂性降到最低程度，将有利于提高患者的依从性。例如，采用长效、缓释或控释制剂，将每日服药次数减少为1次。

（2）改善服务态度：医师开具处方应执行“处方规则”，做到安全、有效、经济地合理用药。药师应不断提高调配处方的水平，认真审方、调配，发药时应耐心交代用药方法，门诊可设立用药咨询窗口，从多角度对患者进行正确用药方面的指导，对毒副作用较大的药品以及一些特殊用药方法更应详细交代，尽量使患者能掌握用药方法与注意事项，让患者自觉提高依从性。

（3）改进药品包装：药品包装上的标签应醒目、通俗、简单明了，必要时可附加标签以示补充。

第二篇

常见病用药指导

第三章　常见呼吸系统疾病

呼吸系统疾病是一种常见病、多发病，主要病变位于气管、支气管、肺部及胸腔，轻者多咳嗽、胸痛，呼吸受影响，重者呼吸困难、缺氧，甚至可因呼吸衰竭而致死。据2006年全国部分城市及农村前十位主要疾病死亡原因的统计，呼吸系统疾病（不包括肺癌）在城市的死亡病因中占第四位（13.1%），在农村占第三位（16.4%）。由于大气污染、吸烟、工业经济发展导致的理化因子、生物因子吸入以及人口老龄化等因素，近年来呼吸系统疾病如肺癌、支气管哮喘的发病率明显增加，慢性阻塞性肺疾病发病率居高不下（40岁以上人群中超过8%）。肺结核发病率虽有所控制，但近年又有增高趋势。呼吸系统疾病对我国人民健康危害仍然很大，防治任务艰巨。

第一节　上呼吸道感染

上呼吸道感染有狭义和广义之分。狭义上指普通感冒，是最常见的急性呼吸道感染性疾病，多呈自限性，全年皆可发病，冬春季较多；广义还包括流行性感冒（简称流感），一般比普通感冒严重，可有发热、寒战及肌肉酸痛，全身性症状较明显。上呼吸道感染是包括鼻腔、咽或喉部急性炎症的总称，是一组疾病，包括普通感冒、病毒性咽炎、喉炎、疱疹性咽峡炎、咽结膜热、细菌性咽–扁桃体炎。

一、常见病因

本病多为病毒感染引起，以鼻病毒、冠状病毒、肠道病毒、腺病毒及呼吸道合胞病毒感染居多，流感由流感病毒引起。

二、临床表现

病毒感染后的潜伏期1~3天不等，因病毒而异，肠道病毒最短，腺病毒和呼吸道合胞病毒较长。起病突然，大多先有鼻和喉部灼热感，随后出现鼻塞、打喷嚏、流涕、全身不适和肌肉酸痛，症状在48小时左右达高峰（病毒脱壳）。急性鼻咽炎通常不发热或仅有低热，尤其是鼻病毒或冠状病毒感染时，可有眼结膜充血、流泪、畏光、眼睑肿胀、咽喉黏膜水肿。咽喉炎和气管炎出现与否因人和病毒而异。鼻腔分泌物初始为大量水样清涕，以后变为黏液性或脓性。黏脓性分泌物不一定表示继发细菌感染。咳嗽通常不剧烈，持续时间可长达2周。脓性痰或严重的下呼吸道症状提示鼻病毒以外的病毒合并或继发细菌性感染。儿童感冒症状多较成人为重，常有下呼吸道症状和消化道症状（呕吐、腹泻等）。感冒多属自限性疾病，如无并发症，病程一般为4~10天。

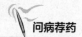

三、诊断标准

上呼吸道感染主要是通过典型的临床表现来诊断，典型症状有鼻塞、流鼻涕、打喷嚏、咽喉肿痛不适等症状，另外需结合相关检查做出诊断，主要是血常规和血生化，上呼吸道感染与病毒有关的，可以做咽拭子检查来诊断。

四、健康解决方案

注意休息，减轻症状、缩短病程和防止并发症。

五、方案解析

1. 一般处理

注意休息、多喝水、保持室内空气流通。

2. 对症治疗，减轻症状

（1）解热镇痛：如有发热、头痛、肌肉酸痛等症状者，可选用解热镇痛药，如复方阿司匹林、对乙酰氨基酚、吲哚美辛（消炎痛）、索米痛片（去痛片）、布洛芬等。咽痛可用各种喉片，如溶菌酶片、健民咽喉片，或中药六神丸等口服。

（2）减轻水肿充血：如有鼻塞，鼻黏膜充血水肿时，可使用盐酸伪麻黄碱，也可用1%麻黄碱滴鼻，多次使用这类药物可导致鼻腔干燥，故不宜长期使用。

（3）抗过敏药：感冒时常有鼻黏膜敏感性增高，频繁打喷嚏、流鼻涕，可选用马来酸氯苯那敏或苯海拉明等抗组胺药。

（4）镇咳剂：对于咳嗽症状较明显难以忍受者，可给予右美沙芬、喷托维林等镇咳药。

3. 抗病毒药物治疗

目前尚无特效抗病毒药物，而且滥用抗病毒药物可造成流感病毒耐药现象。因此如无发热，免疫功能正常，发病超过两天的患者一般无须使用。对于已知有免疫缺陷的患者可早期常规使用。广谱抗病毒药物利巴韦林和奥司他韦对流感病毒、副流感病毒和呼吸道合胞病毒等有较强的抑制作用，可缩短病程。

4. 中医中药治疗

中药治疗感冒依据病因分为风寒型、风热型和暑热型三种，在用药上也有区别：①风寒型感冒：病症的特点是恶寒重，发热轻，头痛、关节疼痛明显，鼻塞声重，流清鼻涕，口不渴，咳嗽时吐白稀痰，咽喉疼痛比较明显，或仅见咽痒，舌不红，苔薄白。宜宣肺散寒、辛温解表，可选用国家非处方药目录中的中成药，如风寒感冒冲剂、感冒清热颗粒（口服液）、羚翘解毒丸（水丸、浓缩丸）、午时茶颗粒（茶），居家还可用连须葱白30g、淡豆豉9g、生姜9g煎服；②风热型感冒：病症以发热重，恶寒轻，或微恶风，咽干而疼痛，甚至咽喉、扁桃体红肿疼痛，鼻塞、流黄鼻涕，口渴、想喝水，咳嗽吐黏痰，舌边尖红，苔薄黄为特征。宜辛温解表，可选用风热感冒冲剂、羚翘解毒丸、羚羊感冒片或板蓝根颗粒（片、糖浆、口服液、胶囊）、桑菊感冒片（冲剂、感冒丸）、银翘解毒颗粒（解毒片、解毒丸、冲剂、胶囊）、双黄连口服液、银柴颗粒口服；③暑热型感冒：多因暑湿引起的头晕、烦闷、口渴、呕吐或腹泻，可伴有发热、恶寒、头痛或全身疼痛、不思饮食、舌苔白腻。宜清热祛暑，清气分热，芳香化浊，可选用藿香正气水（软胶囊、口服液、颗粒、胶囊、合剂、浓缩丸）、六合定中丸、十滴水（软胶囊）或口服仁丹，外用清凉油、薄荷锭。但口服中成药时不宜同服滋补性中药。

儿童在选药上可口服小儿感冒颗粒（冲剂）或口服液；对小儿外感高热、头痛、咽喉肿痛、鼻塞、流涕、咳嗽、大便干结者，可口服小儿热速清口服液。

六、保健贴士

1. 用药注意事项

服用解热镇痛药时，应禁酒；老年人及患高血压、肺气肿、心脏病者，口服含鼻黏膜血管收缩药（伪麻黄碱）制剂易引起呼吸困难，应在医师指导下使用；口服含有组胺拮抗剂（氯苯那敏、苯海拉明、异丙嗪等）药物者，不宜驾车、操作机械或高空作业，或改选替代药，可选用不含镇静药和抗过敏的药物，如康利诺（双扑伪麻片）、丽珠感乐片、代尔卡（氨酚伪麻片）或锌布颗粒。由于感冒的对症治疗复方药物种类繁多，但各药物之间在药物成分上都有相同的成分，因此在选用药物时必须认真阅读药品使用说明书，不宜叠加使用同类（或同种）药物，以免因过量使用某些药物成分导致严重不良反应的发生。

2. 保健建议

（1）感冒通常是良性和自限性的，病程多在1周左右，无严重症状者可不用或少用药物。注意休息，多饮白开水、橘汁水或热姜糖水。避免过度疲劳和受凉，平时应到室外活动，增加身体的御寒能力，依据气候变化增减衣服，常开窗户，注意室内通风和清洁，勤晒被褥，常深呼吸换气。

（2）积极预防感冒：避免受凉、淋雨、过度疲劳；避免与感冒患者接触；避免脏手接触口、眼、鼻；年老体弱易感者更应注意防护，上呼吸道感染流行时应戴口罩，避免在人多的公共场合出入；增强体质，坚持适度有规律的户外运动，提高机体免疫力与耐寒能力是预防本病的主要方法；预防使用免疫调节药物和疫苗，对于经常、反复发生本病以及老年免疫力低下的患者，可酌情应用免疫增强剂，如乌体林斯、斯奇康等。目前除流感病毒外，尚没有针对其他病毒的疫苗。

第二节　慢性支气管炎

慢性支气管炎（chronic bronchitis）是由于感染或非感染因素引起的气管－支气管黏膜及其周围组织的慢性非特异性炎症。其病理特点是支气管黏液腺细胞增生、黏液分泌增加。临床上表现为连续2年以上，每年持续3个月以上的反复咳嗽、咳痰或气喘等症状。本病起病隐袭，早期可表现为咳嗽或干咳等轻微症状，多在冬季发作，春暖后缓解；后期症状加重并常年存在。病程迁延反复，常可并发肺气肿和肺源性心脏病。

一、常见病因

本病病因不明，慢性气管炎多由长期吸烟，或经常吸入刺激性气体或粉尘所引起。随着病情进展，容易并发肺部细菌感染。

二、临床表现

慢性支气管炎起病隐袭，大多起病于中青年，也有少数在老年期起病。咳嗽，咳白色稀黏痰或黏稠痰，寒冷天气和早晚严重。

（1）咳嗽：长期、反复、逐渐加重。白天咳嗽较少，以夜间明显。重症患者四季均咳，冬春加剧，日夜咳嗽，早晚尤为剧烈。

（2）咳痰：晨起较多，常因黏稠而不易咯出。在感染或受寒后症状迅速加剧，痰量增多，黏度增加，或呈黄色脓性痰或伴有喘息，偶因剧咳而痰中带血。

（3）气喘：当合并呼吸道感染时，由于细支气管黏膜充血水肿，纤维组织增生，痰液阻塞及支气管管腔狭窄，可以产生气喘（喘息）症状。发生喘鸣声，肺部听诊时有哮鸣音。这种以喘息为突出表现的类型，临床上称之为喘息性支气管炎。

（4）反复感染：寒冷季节或气温骤变时，容易发生。气喘加重，痰量明显增多且呈脓性，伴有全身乏力、畏寒、发热等。肺部听诊出现湿啰音。尤其易使老年患者的病情恶化，必须予以充分重视。

（5）体征：本病早期多无体征。有时可闻呼吸音粗，肺底部干啰音或湿啰音；喘息型发作时有广泛的哮鸣音；阻塞型呼吸音低弱，呼气时间延长，严重者可出现呼吸三凹征。

三、诊断标准

连续2年以上，每年持续3个月以上的以咳嗽、咳痰或气喘等症状为主要表现，即可予以诊断。

四、健康解决方案

缓解期的治疗是康复治疗和防止发作，急性发作期及慢性迁延期的治疗以控制感染、祛痰为主，喘息型加用平喘药和氧疗。

五、方案解析

1. 缓解期治疗

缓解期以加强体育锻炼、增强体质为主，坚持做以腹式呼吸为主的呼吸体操、气功，对锻炼膈肌、改善通气功能很有好处。有专家建议可以使用不同出气口径的吹火筒逐步提高肺功能的锻炼方式，本方法在临床康复治疗中已被证明切实有效。常用的预防治疗措施有酪蛋白（核酪注射液）肌内或皮下注射，每周2次，每次2~4ml；气管炎菌苗皮下注射，每周1次，剂量从0.1ml开始，每次递增0.1~0.2ml，直至0.5~1.0ml为维持量；冻干卡介苗肌内注射，每周2次，每次1ml。乌体林斯注射液0.172μg/支（极低浓度）或1.72μg/支（低浓度）每周1支，17.2μg/支（中浓度）每2~3周1支，172μg/支（高浓度）每8~12周1支，也可根据病情，遵医嘱使用。疗程6~9个月。一般在秋末冬初进行治疗，可以有效地提高机体免疫力，减轻或防止发作。也可以根据中医辨证施治的原则予以扶正固本治疗，提高免疫功能。据报道，一些植物多糖制剂，如黄芪多糖、灵芝多糖、人参多糖有良好的免疫调节作用，服用方便，可以减少慢性支气管炎的发作并改善症状。

2. 急性发作期及慢性迁延期治疗

以控制感染、祛痰为主，喘息型加用平喘药和氧疗。

（1）控制感染：①发作初始，咽喉干涩、干咳少痰时，虽主要是由病毒引起，但对于老年患者亦应给予3~5天的广谱抗生素，如复方阿莫西林片每次2片，3~4次/天。干咳少痰伴低热，或咳白色黏痰而痰检未见细菌者，应考虑是由支原体、衣原体引起的下呼吸道感染，治疗首选大环内酯类，如罗红霉素片0.15g，2次/天，为提高其疗效可加服碳酸氢钠片1.0g，2~3次/天。②咳痰清稀，痰量不多而咳嗽剧烈者，多为支原体感染，治疗首选大环内酯类，如罗红霉素片0.15g，2次/天。③痰呈脓性者，基本可以肯定是细菌感染。老年慢性支气管炎急性发作多数系院外感染，早期病原菌以肺炎球菌、流感嗜血杆菌、金黄色葡萄球菌为多见，轻症者可选用阿莫西林、罗红霉素、环丙沙星、头孢氨苄等口服，疗程一般7~10天；中、重症应以静脉给药为主，依据病情可选用青霉素800万U静脉滴注、复方氨苄西林3.0~4.5g静脉滴注、喹诺酮类或二、三代头孢类静脉滴注；疾病后期或院内感染者，以革兰阴性杆菌为多，如铜绿假单胞菌、军团菌等，这些细菌对大部分常用的抗生素耐药，治疗上常选用喹诺酮类或第三代头孢类静脉滴注；严重感染应及早联合、足量给药，疗程一般10~14天。在试验治疗的同时应做痰菌培养和药物敏感试验，以其结果修正治疗方案。对长期卧床、合并有脑血管意外或痴呆的老年患者应警惕厌氧菌感染的可能。一些厌氧菌代谢会产生异戊酸而咳具特殊恶臭味的痰，但也有许多厌氧菌代谢不产生异戊酸，而没有恶臭味的痰。因此，不能因为痰没有恶臭味而忽视厌氧菌感染的存在，应及时进行痰厌氧培养或气相色谱检查以明确诊断。有厌氧菌感染者，治疗可选用复方氨苄西林或头孢西丁+替硝唑或克林霉素（氯林可霉素）。④对体质虚弱或应用强效广谱抗生素、皮质激素，病程迁延不愈者，应高度警惕二重感染，即合并真菌感染，必要时可选用抗真菌药，如氟康唑片100mg，2次/天，疗程至少2周。

（2）祛痰：常用的药物有盐酸氨溴索（沐舒坦）30mg，3次/天，口服；羧甲司坦（化痰片，羧甲基半胱氨酸）50mg，3次/天，口服；溴己新（必嗽平）16mg，3次/天，口服；甘草流浸膏（棕色合剂）20ml，3次/天，口服等。痰黏稠难以咳出者，可以采用超声雾化吸入。老年体弱患者常咳嗽无力，除给予祛痰剂外，应重视加强护理，如拍背、吸痰等。除剧烈刺激性咳嗽影响休息者外，不宜单独使用镇咳药，以免痰液潴留和抑制呼吸，加重病情。

（3）平喘：喘息型发作在控制感染的同时应给予平喘药。具体长期治疗方案可参阅我国1997年修订的《支气管哮喘防治指南》。间歇发作或轻度持续发作者，按需吸入短效 β_2受体激动药，效果不佳时可选择加用口服 β_2受体激动药控释片或茶碱控释片；中度持续发作者，按需吸入短效 β_2受体激动药+口服茶碱控释片，糖皮质激素吸入200~600 μg/d，夜间哮喘可吸入长效 β_2激动剂。

六、保健贴士

1. 用药注意事项

慢性支气管炎患者在病情的进展过程中，随着病情的发展，抗生素的使用会越来越多，抗菌药的强度会越来越强，在此过程中很容易出现耐药菌，因此抗生素的合理使用就变得很重要，原则上在疾病的早期使用低档的抗生素，若无效尽快换药，同时做细菌培养和药敏试验，按照药敏用药。年老体弱的患者长时间使用广谱抗生素易引起二重感染，必须予以高度重视。大部分抗生素都有不同的不良反应，应根据使用的抗生素严密监测其不良反应，并及时发现和处理这些不良反应。

中医对本病的治疗有很多有效的药物、配方和方法，应充分发挥中医学的这些长处。

2. 保健建议

慢性支气管炎是老年人最常见的疾病之一，它在全球的发病率都呈上升趋势，严重影响了老年人的健康，应充分重视本病的预防。吸烟是慢性支气管炎最重要的发病原因，被动吸烟也会明显损害健康，所以应提倡禁止吸烟。戒烟虽不能使慢性支气管炎的吸烟患者完全康复，却可以明显延缓病程发展，使肺功能损害得到部分恢复。消除或改善大气污染也是一个预防慢性支气管炎的非常重要的措施。另外，合理的营养、体育锻炼、增强体质、预防感冒也都有益于慢性支气管炎的预防。许多医院还开展了慢性气管炎“冬病夏治”的中医疗法，具有一定疗效。

第三节 支气管哮喘

支气管哮喘（bronchial asthma）简称哮喘，是由多种细胞和细胞组分参与的气道慢性炎症性疾病。此种炎症常伴随引起气道反应性增高，导致反复发作的喘息、气促、胸闷和（或）咳嗽等症状，多在夜间和（或）凌晨发生，此类症状常伴有广泛而多变的气流阻塞，可以自行或通过治疗而逆转。全世界约有1亿哮喘患者，已成为严重威胁公众健康的一种主要慢性疾病，我国哮喘的患病率约为1%，儿童可达3%，据测算全国约有1000万以上哮喘患者。

一、常见病因

1. 遗传因素

哮喘是一种复杂的、具有多基因遗传倾向的疾病。

2. 变应原

哮喘最重要的激发因素可能是吸入变应原。

（1）室内外变应原：屋螨是最常见的且危害最大的室内变应原，是哮喘在世界范围内的重要发病因素；宠物如猫、狗、鸟释放变应原在它们的皮毛、唾液、尿液与粪便等分泌物里。猫是这些动物中最重要的致敏者，是引起哮喘急性发作的主要危险因子；蟑螂为亚洲国家常见的室内变应原；链格孢霉已被确认为导致哮喘的危险因子；花粉与草粉是最常见的引起哮喘发作的室外变应原。我国东部地区主要为豚草花粉，北部主要为蒿草类。

（2）职业性变应原：可引起职业性哮喘常见的变应原有谷物粉、面粉、木材、饲料、茶、咖啡豆、家蚕、鸽子、蘑菇、抗生素（青霉素、头孢霉素）、异氰酸盐、邻苯二甲酸、松香、活性染料、过硫酸盐、乙二胺等。

（3）药物及食物添加剂：阿司匹林和一些非皮质激素类抗炎药是药物所致哮喘的主要变应原。水杨酸酯、防腐剂及染色剂等食物添加剂也可引起哮喘急性发作。目前已证实蜂王浆可引起一些哮喘患者急性发作。

3. 促发因素

（1）大气污染：空气污染（SO_2、NO）可致支气管收缩、一过性气道反应性增高并能增强对变应原的反应。

（2）吸烟：香烟烟雾（包括被动吸烟）是室内促发因素的主要来源，是一种重要的哮喘促发因子，特别是对于那些父母抽烟的哮喘儿童，常因吸烟引起哮喘发作。

（3）呼吸道病毒感染：呼吸道病毒感染与哮喘发作有密切关系。婴儿支气管病毒感染作为哮喘发病的启动病因尤其受到关注。与成人哮喘有关的病毒以鼻病毒和流感病毒为主；呼吸道合胞病毒（RSV）、副流感病毒、腺病毒和鼻病毒则与儿童哮喘发作关系密切。RSV是出生后第一年的主要病原，在2岁以下的感染性哮喘中占44%，在大儿童哮喘中也有10%以上与其感染有关。有人报道：RSV感染后的近100%的哮喘或毛细支气管炎患者的上皮细胞有血清免疫球蛋白（IgE）附着。因急性RSV感染住院的儿童在10年后，有42%发生哮喘。

（4）其他：剧烈运动、气候转变及多种非特异性刺激（如吸入冷空气、蒸馏水雾滴）等。此外，精神因素亦可诱发哮喘。

二、临床表现

哮喘典型表现为发作性咳嗽、胸闷及呼吸困难伴有喘鸣音。其临床特点是发作喘而鸣，间隙如常人。发作时的严重程度和持续时间个体差异很大，轻者仅有胸部紧迫感，持续数分钟，重者极度呼吸困难，持续数周或更长时间。症状的特点是具有可逆性，即经治疗后可在较短时间内缓解，大部分可自然缓解，少部分不缓解而呈持续状态可以危及生命。发作常有一定的诱发因素，不少患者发作有明显的生物规律，每天凌晨2~6时发作或加重，一般好发于春夏交接时或冬天，部分女性（约20%）在月经前或期间哮喘发作或加重。

体征：缓解期多无异常体征。发作期胸廓膨隆，多数有广泛的呼气相为主的哮鸣音，呼气延长。严重哮喘（哮喘大发作或哮喘持续状态）发作时常有呼吸费力、大汗淋漓、发绀、胸腹反常运动、心率增快、奇脉等体征。

三、诊断标准

根据典型症状和体征，可做出临床诊断。

四、健康解决方案

预防发作及加剧+控制症状+预防哮喘引起死亡。

五、方案解析

1. 哮喘的治疗目的

①尽可能控制消除哮喘症状（包括夜间症状）；②使哮喘发作次数减少，甚至不发作；③肺功能正常或接近正常；④能参加正常活动，包括体育锻炼；⑤ β_2激动剂用量减至最少，乃至不用；⑥所有药物副作用减至最少，乃至没有；⑦预防发展为不可逆性气道狭窄。

2. 治疗哮喘的药物

分为控制发作药（controller）和缓解发作药（reliever）。控制发作药具有抗炎作用，也称“抗炎药”，规律应用后可以控制气道慢性炎症，减少乃至避免哮喘急性发作，控制哮喘发展，稳定肺功能。缓解发作药具有支气管舒张作用，因此也称“支气管舒张药”，通常是在哮喘急性发作时按需使用，包括速效 β_2受体激动剂、M受体拮抗剂、茶碱类药物、抗白三烯类药物（急性发作期疗效并不确切）。

（1）用于控制及预防哮喘发作的药物：抗炎药物包括各种吸入型皮质类固醇激素、色甘酸钠等。既可作为症状缓解药物，又可协同抗炎的长期预防控制药物主要指长效 β_2受体激动剂。①吸入性糖皮质激素（inhaled glucocorticosteroid，ICS）：是目前已知的最好的控制发作药，ICS只能控制哮喘的病情，但无法根治哮喘。停药数周至数月后病情逐渐恶化，一般不会出现病情急剧反跳。②白三烯调节剂：可分为白三烯受体拮抗剂（孟鲁司特、扎鲁司特）。③茶碱（氨茶碱）：具有舒张支气管平滑肌的作用，并具有强心、利尿、扩张冠状动脉、兴奋呼吸中枢和呼吸肌等作用。低浓度茶碱具有抗炎和免疫调节作用。④细胞膜稳定剂（色甘酸钠）：抑制肥大细胞和感觉神经的活化，故对存在明显诱因（如运动、二氧化硫、过敏原等）的哮喘有效，必须在发作前预防性给药，对终止发作无效。

（2）缓解哮喘发作药：β_2受体激动剂（沙丁胺醇气雾剂），短效的目前主张局部使用，长效的如盐酸班布特罗片不主张用于长期治疗。

（3）一些用于调节免疫的药物对于哮喘的长期康复治疗和预防发作也有积极作用，如多抗甲素片、贞芪扶正颗粒、黄芪精、斯奇康、乌体林斯等。

哮喘是一种慢性迁延性疾病，具有不稳定、易波动、易反复的特点，因而在治疗上是一个长期的过程，并无一个固定的疗程。一般来讲，经过系统的、合理的阶梯治疗，将病情控制在间歇发作以后，需继续吸入糖皮质激素3~6个月，之后在医生指导下可考虑停药。

六、保健贴士

1. 用药注意事项

ICS对各个年龄段和各种程度的哮喘患者均有益处，长期规律用药可以减少急性发作的次数和程度，避免气道的不可逆改变，从而改善生活质量、降低死亡率；与 β_2受体激动剂合用有协同作用；长期低剂量（400 μg/d）布地奈德或等效剂量的其他ICS应用是安全的，主要副作用在于给药的局部，如声音嘶哑、口腔白假丝酵母菌感染等，这些问题可以通过采用改进给药技术或者在吸入药物后及时漱口帮助减轻；全身性副作用可以忽略不计；大剂量（>1000 μg/d）布地奈德或等效剂量的其他ICS应用时，有可能出现全身性副作用，目前已知的有瘀斑（皮下组织变薄）、肾上腺皮质功能抑制、骨密度降低。β_2受体激动剂的常见副作用有心动过速和骨骼肌震颤。一般治疗剂量均比较轻微。

茶碱类药物的副作用比较多，如头晕、恶心、烦躁不安等，而且由于茶碱类药物治疗浓度与中毒浓度比较接近，因而使用时要谨慎，不作为一线药物。

2. 保健建议

（1）帮助患者建立合理的预期，告知患者虽然哮喘无法根治，但是经过长期规范的治疗，绝大多数人可以获得有效控制，从而提高患者对哮喘治疗的依从性。

（2）教会患者识别过敏原。常见过敏性哮喘的过敏原有真菌，昆虫排泄物，鱼、蟹、贝类、虾、蛋类、牛奶等动物性食品，屋尘，花粉等。屋尘螨和宇尘螨，猫、狗的皮屑，陈旧的羽毛、羊毛等均会引起哮喘的发作，所以要尽量避免饲养小动物。

（3）患者哮喘发作时情绪必须乐观稳定，千万不要紧张，尽量使全身肌肉处于放松状态。因为心情过于紧张，会使全身肌肉处于紧张状态，氧的消耗量增加，容易加重缺氧。如心情稳定，全身肌肉也会随之松弛下来，呼吸亦渐渐趋于平稳，患者会感到轻松舒服。养成随时饮水的习惯。学会腹式呼吸，即呼吸时，全身放松，用口呼气，用鼻吸气，呼气时瘪肚子，吸气时鼓肚子。呼吸要均匀、慢而细长，气沉丹田，要尽可能深呼吸。通过腹式呼吸，可调动中下肺部肺泡，加强呼吸深度，可以改善肺部的换气功能与血液循环，促使全身肌肉松弛，减轻支气管痉挛，缓解喘息症状。

（4）确保患者正确掌握吸入制剂的用法。

（5）帮助患者理解缓解发作药和控制发作药的区别。由于控制发作药无法迅速解除患者的症状，很多不知情的患者对控制药的依从性很差。患者教育可显著提高控制药的依从性。

第四节 肺结核

肺结核（pulmonary tuberculosis，PTB）是由结核分枝杆菌感染肺部引发的传染性疾病，是严重威胁人类健康的疾病之一。结核分枝杆菌（简称结核菌或TB）的传染源主要是排菌的肺结核患者，通过呼吸道的飞沫传播。健康人感染结核菌并不一定发病，只有在机体免疫力下降时才发病。世界卫生组织（WHO）统计表明，全世界每年发生结核病800~1000万人，每年约有300万人死于结核病，是造成死亡人数最多的单一传染病。1993年WHO宣布“全球结核病紧急状态”，认为结核病已成为全世界重要的公共卫生问题。我国是世界上结核疫情最严重的国家之一。

一、病因

结核菌属于放线菌目，分枝杆菌科的分枝杆菌属，为有致病力的耐酸菌，主要分为人、牛、鸟、鼠等型。对人有致病性者主要是人型菌，牛型菌少有感染。结核菌对药物的耐药性，可由菌群中先天耐药菌发展而形成，也可由于在人体中单独使用一种抗结核药而较快产生对该药的耐药性，即获得耐药菌。耐药菌可造成治疗上的困难，影响疗效。

二、临床表现

常见症状：起病可急可缓，多有低热（午后显著）、盗汗、乏力、纳差、消瘦、女性月经失调等；呼吸道症状有咳嗽、咳痰、痰中带血或咯血、胸痛。

体征：肺部体征依病情轻重、病变范围不同而有差异，早期、小范围的结核不易查到阳性体征，病变范围较广者叩诊呈浊音，语颤增强，肺泡呼吸音低和湿啰音。晚期结核形成纤维化，局部收缩使胸膜塌陷和纵隔移位。在结核性胸膜炎者早期有胸膜摩擦音，形成大量胸腔积液时，胸壁饱满，叩诊浊实，语颤和呼吸音减低或消失。

三、诊断标准

根据有结核病患者接触史，有低热（午后显著）、盗汗、乏力、纳差、消瘦、咳嗽、咳痰、痰中带血或咯血、胸痛等临床表现，结核菌素试验阳性或强阳性，X线检查肺部结核病灶影即可做出诊断，痰涂片结核菌阳性可以确诊，根据X线结果可做出临床诊断肺结核的分型和分期。

（1）肺结核分型：①原发型肺结核（Ⅰ型）：肺内渗出病变、淋巴管炎和肺门淋巴结肿大的哑铃状改变的原发综合征，儿童多见，或仅表现为肺门和纵隔淋巴结肿大。②血型播散型肺结核（Ⅱ型）：包括急性粟粒型肺结核和慢性或亚急性血行播散型肺结核两型。急性粟粒型肺结核，两肺散在粟粒大小的阴影，大小一致、密度相等、分布均匀的粟粒状阴影，随病期进展，可互相融合；慢性或亚急性血行播散型肺结核，两肺出现大小不一、新旧病变不同、分布不均匀、边缘模糊或锐利的结节和索条阴影。③继发型肺结核（Ⅲ型）：本型中包括病变以增殖、浸润、干酪或空洞为主的多种改变。浸润型肺结核，X线常为云絮状或小片状浸润阴影，边缘模糊（渗出性）或结节、索条状（增殖性）病变，大片实变或球形病变（干酪性，可见空洞）或钙化；慢性纤维空洞型肺结核，多在两肺上部，亦为单侧，大量纤维增生，其中空洞形成，呈破棉絮状，肺组织收缩，肺门上提，肺门影呈“垂柳样”改变，胸膜肥厚，胸廓塌陷，局部代偿性肺气肿。④结核性胸膜炎（Ⅳ型）：病侧胸腔积液，小量积液为肋膈角变浅，中等量以上积液为致密阴影，上缘呈弧形。

（2）肺结核的分期：①进展期：新发现的活动性肺结核，随访中病灶增多增大，出现空洞或空洞扩大，痰菌检查转阳性，发热等临床症状加重。②好转期：随访中病灶吸收好转，空洞缩小或消失，痰菌转阴，临床症状改善。③稳定期：空洞消失，病灶稳定，痰菌持续转阴性（1个月1次）达6个月以上；或空洞仍然存在，痰菌连续转阴1年以上。

四、健康解决方案

合理膳食+隔离治疗传染源+切断传播途径+保护易感人群+抗结核药物治疗。

五、方案解析

（1）肺结核为消耗性传染性疾病，肺结核患者之所以患病和发病是因为患者的抵抗力低于普通人群，这样的患者多半都存在体质差、营养不良等现象，因此患者在治疗期间必须加强营养，进食高蛋白、高能量、富含维生素的食物。

（2）肺结核为传染性疾病，按照传染性疾病的处理原则，对早期活动性肺结核患者，为防止进一步传播给抵抗力差的人群，必须将患者隔离治疗。患者宜在氧气丰富、人群稀少的区域进行治疗，同时对患者使用的日常生活用品要进行单独的消毒处理，告知患者与人接触时要戴口罩，不要随地吐痰。患者的痰要焚烧，餐具和食物要单独分开使用，以此切断传播途径。同时患者要主动避免接触老人、小孩和体质差的人群。

（3）对活动性肺结核病的药物治疗必须坚持早期、联用、适量、规律和全程使用敏感药物的五原则。①早期治疗：一旦发现和确诊后立即给药治疗；②联用：根据病情及抗结核药的作用特点，联合两种以上药物，以增强与确保疗效；③适量：根据不同病情及不同个体规定不同给药剂量；④规律：患者必须严格按照治疗方案规定的用药方法，有规律地坚持治疗，不可随意更改方案或无故随意停药，亦不可随意间断用药；⑤全程：指患者必须按照方案所定的疗程坚持治满疗程，短程通常为6~9个月。一般而言，初治患者按照上述原则规范治疗，疗效高达98%，复发率低于2%。

肺结核的治疗建议使用世界卫生组织推荐的化疗方案，除此之外还没有可靠有效最佳的治疗方法，必须按照规范的化疗方案进行，否则易产生耐药，造成无法挽回的损失。

六、肺结核药物治疗方案

1. 初治菌阳性肺结核

适用人群：①痰中查到结核菌（含涂片或培养）的肺结核患者，从未因结核病应用或试用过抗结核药物治疗者；②因结核病应用或试用过抗结核药物治疗但不足1个月者；③新发病有空洞或粟粒型初治菌阴肺结核患者；④菌阴肺结核患者经抗结核治疗不到1个月转为菌阳性的患者。

主要推荐短程化疗方案为：2H3R3Z3E3 /4H3R3。

强化期：异烟肼（H）、利福平（R）、吡嗪酰胺（Z）、乙氨丁醇（E）隔日1次，共2个月。

继续期：异烟肼、利福平隔日1次，共4个月。

治疗中如痰菌持续不能阴转，可适当延长疗程。血行播散型结核病需增加疗程至12个月为宜。

2. 初治菌阴肺结核

主要推荐短程化疗方案为：2H3R3Z3/4H3R3。

强化期：异烟肼、利福平、吡嗪酰胺隔日1次，共2个月。

继续期：异烟肼、利福平隔日1次，共4个月。

3. 复治菌阳肺结核

主要推荐短程化疗方案为：2H3R3Z3E3S3/6H3R3E3。

强化期：异烟肼、利福平、吡嗪酰胺、乙氨丁醇、链霉素隔日1次，共2个月。

继续期：异烟肼、利福平、乙氨丁醇隔日1次，共6个月。

七、保健贴士

1. 用药注意事项

（1）要树立战胜疾病的信心。结核病是可以治疗的，也能够痊愈。要消除焦虑、忧郁、孤独的心理，进行必要的文娱活动和消遣活动来分散对疾病的注意力，以消除不良心理。

（2）要完全配合医生，坚持规范全程用药，切不可中断治疗。接受正规化疗后的2周后，病灶中的结核菌减少至5%，4周后减少至0.25%，细菌数的减少以至消失使患者的传染性减少或消失，因而大大缩短了肺结核患者的传染期。抗结核药物对初治肺结核患者疗效显著，在服完1~2个月后，患者往往症状消失或减轻，此时如自行停药，则将造成复治、难治，甚至导致长期慢性排菌而丧失了痊愈的机会，有的甚至产生耐药结核菌。规范化疗、完成规定疗程可治愈95%以上的肺结核患者。而不合理治疗只有约45%的患者治愈、50%的患者不能治愈或死亡。

（3）要注意抗结核杆菌药物的副作用，定期检查肝功能，及时处理药品发生的不良反应。如异烟肼易引起周围神经炎，偶有肝功能损害；利福平易引起肝损害、过敏反应；链霉素易引起听力障碍、肾功能损害；吡嗪酰胺易引起肝功能损害、高尿酸血症、关节痛；乙胺丁醇易引起球后视神经炎等。

2. 保健建议

预防结核病的发生和传播，应做到以下几点。

（1）养成不随地吐痰的良好卫生习惯。对肺结核患者的痰要焚烧或药物消毒。

（2）要定时进行体格检查，做到早发现、早隔离、早治疗。除此之外，还要按计划免疫的规程及时给婴幼儿接种卡介苗，以使机体产生免疫力，减少结核病的发生。

（3）发现有低热、盗汗、干咳、痰中带血、乏力、饮食减少等症状要及时到医院检查。确诊肺结核以后，要立即进行治疗，同时还要注意增加营养，以增强体质。

第四章　常见消化系统疾病

消化系统疾病在我国发病率很高，应当受到重视。其临床表现除消化系统本身症状及体征外，也常伴有其他系统或全身性症状。有的疾病甚至表现在其他系统的症状更为突出。因此，认真收集临床资料，包括病史、临床表现、实验室检查及其他相关辅助检查结果，进行全面分析与综合，才能得到正确的诊断。消化系统疾病的治疗既要依靠药物，也要重视一般措施，包括适当的休息、平衡而营养丰富的饮食。近几年开展的一些新药物或疗法如新型H_2受体拮抗剂、质子泵抑制剂治疗消化性溃疡，去氧鹅胆酸与熊胆酸治疗胆结石，静脉内高营养疗法的应用等丰富了消化系统疾病的治疗手段。某些消化系统疾病或其并发症，常须手术治疗，内外科医师的密切协作是取得有效治疗的关键。

第一节　功能性消化不良

消化不良是指一组难以描述的上腹疼痛或不适，如上腹饱胀、早饱、烧灼感、嗳气、恶心呕吐等。根据消化不良症状的病因，将消化不良分为器质性消化不良和功能性消化不良（functional dyspepsia，FD）。如排除了消化性溃疡、反流性食管炎、上消化道肿瘤等器质性疾病，称为非溃疡性消化不良，也就是被认为没有器质性疾病可以解释其消化不良症状的“功能性消化不良”，是临床常见功能性胃肠病之一。

一、病因

欧美的流行病学调查表明，普通人群中有消化不良症状者占19%~41%，中国的发病率为20%~30%。病因目前尚不清楚，可能与胃肠动力障碍、酒精、精神、应激及环境因素等有关。可见于各年龄段，尤以儿童及体弱多病者多见，俗称停食或伤食。

二、临床表现

1. 症状

主要有上腹痛、上腹胀、早饱、嗳气、食欲不振、恶心、呕吐等，常以某一个或某一组症状为主，至少每年持续或累积4周以上，在病程中症状也可发生变化。起病多缓慢，病程常经年累月，呈持续性或反复发作，不少患者由饮食、精神等因素诱发。部分患者伴有失眠、焦虑抑郁、头痛、注意力不集中等精神症状，无贫血消瘦等消耗性疾病表现。临床上将功能性消化不良分为3型：溃疡型（以上腹痛及反酸为主）、动力障碍型（以早饱、食欲不振及腹胀为主）和非特异型。

2. 体征

体征多无特异性，大多数患者中上腹有触痛或触之不适感。

3. 主要检查

（1）常无阳性体征或仅有上腹轻压痛。

（2）胃镜、X线钡餐及实验室检查、B超等均无明显表现。

三、诊断标准

（1）上述消化不良的症状在1年中持续4周以上。

（2）内镜检查无食管、胃和十二指肠的溃疡、糜烂和肿瘤性病变，也无这类疾病病史。

（3）B超、X线、CT、MRI和有关实验室检查排除了肝、胆、胰腺疾病。

（4）无精神病、结缔组织病、内分泌和代谢疾病及肾脏病存在。

（5）无腹部手术史。

四、健康解决方案

无特异性症状者，可进行观察，并宽慰患者；有特异性症状者，需进行治疗，主要是根据症状选择药物治疗，遵循综合和个体化治疗原则。

五、方案解析

本病无特效药物，主要是经验治疗。

1. 一般治疗

建立良好的生活习惯，避免烟、酒及服用非甾体抗炎药，避免个人生活经历中会诱发症状的食物；注意根据患者不同特点进行心理治疗，消除患者对所患疾病的恐惧和疑虑；失眠焦虑者可于睡前口服适当镇静催眠药。

2. 常用药物

（1）抑制胃酸分泌药：奥美拉唑、雷尼替丁等。

（2）促进胃肠动力药：多潘立酮、莫沙必利等。

（3）胃黏膜保护剂：枸橼酸铋钾、硫糖铝等。

（4）益生菌及助消化药：酵母片、乳酸菌素、健胃消食片、山楂丸等。

（5）抗幽门螺杆菌药物：根据病情合理选用。

注意：患者服药后，如出现不适或3~5天症状无改善者，应及时到医院就诊。

六、保健贴士

1. 用药注意事项

（1）抑制胃酸分泌药：适用以上腹痛伴有反酸为主要症状者。

（2）促胃肠动力药：适用于以上腹胀、早饱、嗳气为主要症状者。

（3）抗幽门螺杆菌药物：一般采用二联或三联药物疗法。

2. 保健建议

患者建立良好的生活习惯，忌烟、酒及避免服用非甾体药物；避免辛辣、刺激性食物；避免紧张情绪。

第二节　急性胃肠炎

急性胃肠炎是胃肠型食物中毒的主要表现，多由于细菌和病毒等感染所致，主要表现为消化道症状及不同程度的腹泻和腹部不适，随后出现电解质和液体的丢失。一般多由饮食不当，如进食生冷、不洁食物，或进食过量刺激性食物及不易消化食物引起的胃肠道黏膜的急性炎症性改变。

一、病因

本病多由进食被病原菌或其毒素污染的食物，或进未煮熟的食物、冷热刺激性食物，或暴饮暴食，或大量饮酒，或服用某些药物等引起。

二、临床表现

（1）症状：发病急，常在进食污染食物后2~24小时发病。多出现呕吐、腹痛、腹泻。因细菌及毒素的作用，常有不同程度的畏寒、发热、头晕、头痛及全身无力等症状。

（2）体征：体检腹部柔软，有触痛，肠鸣音亢进。可由于剧烈呕吐及腹泻，出现口渴、尿少、眼眶下陷、四肢发冷、皮肤弹性降低、小腿肌肉痉挛等脱水症状。也可引起低钠、低钾、低氯或酸中毒，更严重者可引起血压下降、脉搏细数以至休克。

三、诊断标准

（1）有暴饮暴食或吃不洁腐败变质食物史。

（2）起病急，恶心、呕吐频繁，剧烈腹痛，频繁腹泻，多为水样便，可含有未消化食物，少量黏液，甚至血液等。

（3）常有发热、头痛、全身不适及程度不同的中毒症状。

（4）呕吐、腹泻严重者，可有脱水、酸中毒，甚至休克等。

（5）体征不明显，上腹及脐周有压痛，无肌紧张及反跳痛，肠鸣音多亢进。

（6）血常规可见白细胞增高。便常规检查可见白细胞。

四、健康解决方案

使用支持疗法口服或者静脉补液，可以考虑使用止泻药，部分患者需要抗生素治疗。

五、方案解析

1. 治疗原则

注意卧床休息，进流质食物，必要时需禁食，时间为6~24小时。大部分患者需要支持治疗，应进行口服补液盐或静脉补液以防脱水。若为母乳喂养，应继续母乳喂养。辅以镇吐、解痉止痛、止泻药物对症治疗，其中止泻药对于年龄大于2岁的水样泄患者（粪隐血试验阴性）安全。止泻药不应给予近期使用过抗生素或便血阳性，诊断尚不明确的患者。对伴有高热等感染症状的患者，合理选择抗生素。

2. 常用药物

（1）抗生素：阿莫西林、诺氟沙星、环丙沙星等。

（2）中成药：苋菜黄连素、藿香正气水、保济口服液、和胃整肠丸等。

（3）吸附性止泻药：如蒙脱石散。

（4）其他：口服补液盐、肠道菌群调整药物，如双歧杆菌、地衣芽孢杆菌活菌胶囊（整肠生）等。

注意：服药1天症状无改善者，应及时到医院就诊。抗生素和肠道菌调整药，应至少间隔1小时使用。

六、保健贴士

1. 用药注意事项

（1）对症治疗：必要时可注射止吐药，如肌内注射氯丙嗪25~100mg/d。止泻药，如蒙脱石散（思密达）每次1袋，每日2~3次。

（2）抗菌治疗：对于感染性腹泻，可适当选用有针对性的抗生素，如小檗碱（黄连素）0.3g口服，每日3次，或庆大霉素8万U口服，每日3次等。但应防止抗生素滥用。

（3）辨证治疗：中医学讲究辨证疗法，如效灵清肠方三步清肠，即一清肠道之毒，二复肠道之功能，三强肠道之免疫。同时，注意饮食保健、劳逸结合、心情舒畅，全方位解胃肠炎之症状。

2. 保健建议

（1）饮食注意清淡，进半流质食物，避免多渣食物。

（2）注意饮食卫生，避免不洁饮食，不进食未煮熟食物。

（3）适当服用糖盐水，补充吐泻引起等水分丢失。

第三节　消化性溃疡

消化性溃疡（peptic ulcer，PC）包括胃溃疡和十二指肠溃疡，因溃疡的形成与胃酸和胃消化酶的消化作用有关得名。主要发病病因有幽门螺杆菌、非甾体抗炎药、胃酸和胃蛋白酶及其他因素。病程多有慢性反复发作的特点，常在秋冬和冬春季之间发病，发病率占人口总数的10%。

一、病因

（1）幽门螺杆菌：是消化性溃疡的主要病因，可导致胃黏膜充血水肿。

（2）药物引起：如阿司匹林、吲哚美辛等干扰前列腺素的分泌，使胃黏膜保护屏障受损。

（3）生活因素：如饮食不规律、吸烟、长期大量饮酒。

（4）精神或应激性反应：如长期不稳定情绪，外伤、重病、手术等应激性反应。

（5）遗传因素：有一定遗传性。

二、临床表现

上腹痛是消化性溃疡的主要症状，一般为轻度或中度呈周期性、规律性的上腹部烧灼痛或饥饿样不适感。部分患者表现为反酸、嗳气、上腹胀等症状。临床可伴有出血、穿孔等严重并发症。

（1）上腹痛：胃溃疡餐后半小时到1小时发作，经1~2小时逐渐缓解；十二指肠溃疡多为餐后2~4小时空腹痛，持续至进餐后消失，或夜晚睡前发生，进食或服用碱性药物可使疼痛缓解。

（2）伴有烧心（胃灼热）、反酸、嗳气、恶心、呕吐等症状。

（3）有失眠、多汗、消瘦、贫血等表现。

（4）长期吸烟、酗酒或服用对胃黏膜损伤的药物。

（5）呕血、黑便：呕血多为鲜红色或暗红色，含有胃内容物；黑便常为柏油样便。

（6）主要检查：①胃镜或活检为确诊本病的主要方法。②X线钡餐检查常有龛影表现。③其他：血红蛋白下降，大便常规异常。

三、诊断标准

（1）慢性病程，周期性发作，常与季节变化、精神因素、饮食不当有关；或长期服用能致溃疡的药物。

（2）上腹隐痛、灼痛或钝痛，服用碱性药物后缓解。典型胃溃疡疼痛常位于剑突下偏左，好发于餐后半小时到1小时。疼痛常伴反酸嗳气。

（3）基础泌酸量及最大泌酸量测定有助诊断。胃溃疡时基础泌酸量正常或稍低，但不应为游离酸缺乏。

（4）溃疡活动期大便隐血阳性。

（5）X线钡餐检查可见龛影及黏膜皱襞集中等直接征象。单纯局部压痛、激惹变形等间接征象仅作参考。

（6）胃镜检查可于胃部见圆或椭圆、底部平整、边缘整齐的溃疡。根据溃疡面所见，可分为：①活动期：溃疡面为灰白或褐色苔膜覆盖，边缘肿胀，色泽红润、光滑而柔软；②愈合期：苔膜变薄，溃疡缩小，其周围可见黏膜上皮再生的红晕，或溃疡面几乎消失，其上有极少的薄苔。③瘢痕期：溃疡面白苔已消失，变成红色充血的瘢痕，可见皱襞集中。

四、健康解决方案

抗幽门螺杆菌治疗（此项检测为阳性）+胃黏膜保护剂+对症治疗药物+辅助保健。

五、方案解析

1. 治疗原则

消除病因，缓解症状，愈合溃疡，防止复发和并发症治疗。

2. 常用药物

（1）抑制胃酸药物：雷尼替丁、法莫替丁、奥美拉唑、兰索拉唑等。

（2）抗酸药：氢氧化铝、铝碳酸镁。

（3）保护胃黏膜药物：枸橼酸铋钾、硫糖铝、胶体果胶铋等。

（4）抗幽门螺杆菌的用药指引：目前尚无单一药物可有效根除幽门螺杆菌，因此必须联合用药，常用"三联疗法"或"四联疗法"。

三联疗法举例：①组合1：质子泵抑制剂（奥美拉唑或兰索拉唑）+两种抗菌药物（阿莫西林+克拉霉素）；②组合2：胃黏膜保护剂（枸橼酸铋钾或果胶铋）+两种抗菌药物（阿莫西林+替硝唑）。

四联疗法举例：质子泵抑制剂（奥美拉唑或兰索拉唑）+两种抗菌药物（阿莫西林或克拉霉素+甲硝唑或替硝唑）+胃黏膜保护剂（胶体果胶铋或枸橼酸铋钾）。

（4）中成药：猴头菌颗粒、胃康灵、溃疡灵、复方胃炎田七胶囊等。

（5）用药疗程：胃溃疡用药疗程6~8周，十二指肠溃疡用药疗程4~6周，患者应坚持按疗程服用。

注意：叮嘱患者服药后如出现不适，或5~7天症状无改善者，应及时到医院就诊。

六、保健贴士

1. 用药注意事项

（1）三联疗法：根除幽门螺杆菌，用于幽门螺杆菌阳性者。

（2）抗酸及胃黏膜保护剂：反酸者可用，其中组胺H_2受体拮抗剂作为首选，如雷尼替丁、法莫替丁等。

（3）对症治疗药物：多为促进胃排空药，如多潘立酮、西沙比利；胃黏膜保护药，如铋剂、硫糖铝等。

（4）辅助保健：健脾和胃，提高免疫力，如螺旋藻、氨基酸等。

2. 保健建议

（1）注意休息，饮食规律，戒除不良生活习惯。

（2）注意饮食：戒烟戒酒，忌浓茶、咖啡、辛辣食物，避免服用对胃黏膜有损伤的药物。

（3）保持乐观的心态，避免紧张情绪。

第四节　病毒性肝炎

病毒性肝炎多由肝炎病毒引起，以肝脏损害为主的传染病。目前已经确认的肝炎病毒有甲、乙、丙、丁、戊五种，分别写作HAV、HBV、HCV、HDV、HEV，除乙型肝炎病毒为DNA病毒外，其余均为RNA病毒。其中甲型、戊型以消化道（粪-口途径）传播，多为急性感染，无慢性感染。乙型、丙型、丁型主要经血液、体液传播，临床表现以食欲减退、恶心、上腹部不适、肝区痛、乏力为主。部分患者可有黄疸发热和肝大，伴有肝功能损害。有些患者可慢性化，甚至发展成肝硬化，少数可发展为肝癌。

一、病因

人类对各型肝炎普遍易感，各种年龄均可发病。乙型肝炎在高发地区新感染者及急性发病者主要为儿童，成人患者则多为慢性迁延型及慢性活动型肝炎；在低发地区，由于易感者较多，可发生流行或暴发。

乙型肝炎的传染源是急、慢性患者的病毒携带者：①输血及血制品以及使用污染的注射器或针刺等；②母婴垂直传播（主要通过分娩时产道血液，哺乳及密切接触，通过胎盘感染者约5%）；③生活上的密切接触（如果皮肤没有破损不会传染）；④性接触传播。此外，尚有经吸血昆虫（蚊、臭虫、虱等）叮咬传播的可能性。病毒存在于患者的血液及各种体液（汗、唾液、泪、乳汁、阴道分泌物等）中。急性患者自发病前2~3个月即开始具有传染性，并持续于整个急性期。乙肝表面抗原（HBsAg）（+）的慢性患者和无症状携带者中凡伴有乙肝e抗原（HBeAg）（+），或乙肝核心抗体（HBcAb）IgM（+），或DNA聚合酶活性升高或血清中HBV DNA（+）者均具有传染性。

二、临床表现

（1）起病急，有畏寒、发热等早期症状，发热多为轻中度，一般不超过3天。

（2）有乏力、恶心、呕吐、厌油、纳差、腹胀等表现，部分表现为黄疸。

（3）其他：有无尿色，大便颜色改变，是否长期右上腹不适或疼痛等慢性症状。部分患者可有肝脾肿大、蜘蛛痣、肝掌等表现。

（4）主要检查：①肝功能检查：血清转氨酶、直接或间接胆红素均升高；②血清肝炎标志物测定：阳性，如HBsAg、HBsAb（乙肝表面抗体）、HBeAg、乙肝e抗体（HBeAb）和HBcAb等对判断病毒型肝炎有诊断意义；③B超、CT等检查有助于诊断。

三、诊断标准

1. 疑似病例

（1）有肝炎接触史，或饮食不洁史（甲型肝炎）、输血或应用血制品史（乙、丙、丁型肝炎）。

（2）最近出现食欲减退，恶心厌油，乏力，巩膜黄染，茶色尿，肝脏肿大，肝区痛等，不能除外其他疾病者。

（3）血清ALT反复升高而不能以其他原因解释者。

2. 确诊病例

病原学或血清学检测的阳性结果有助于确定诊断。

四、健康解决方案

大部分患者无须特殊治疗，对于少数重症急性肝炎患者应住院治疗，主要采取支持治疗+病因治疗+对症治疗+辅助保健。

五、方案解析

1. 治疗目标

治疗目标包括治疗病因和处理并发症。目前尚无可靠满意的抗病毒药物，一般采用综合治疗法，以适当休息和合理营养为主。应停止引起肝炎的药物，避免使用皮质类固醇和免疫抑制剂。如要使用以上药物，则必须与抗病毒药物同时使用。

2. 常用药物

（1）抗病毒治疗：如干扰素、拉米夫定、阿昔洛韦等。

（2）免疫调节剂：胸腺素 α_1、免疫核糖核酸等。

（3）护肝药物：促肝细胞生长素、水飞蓟宾、甘草酸二铵、腺苷蛋氨酸等。

（4）中医辨证论治：治疗原则为祛邪补虚及调理阴阳气血。湿热未尽者可参照急性肝炎治疗；肝郁脾虚者宜疏肝健脾，用逍遥散加减；肝肾阴虚者宜滋补肝肾，用一贯煎加减；脾肾阳虚者宜补脾肾，用四君子汤合金匮肾气丸等；气阴两虚者宜气阴两补，用人参养荣汤加减；气滞血瘀者宜调气养血，活血化瘀，用鳖甲煎丸加减。

六、保健贴士

（一）用药注意事项

1. 抗病毒药物治疗

（1）α－干扰素：能阻止病毒在宿主肝细胞内复制，且具有免疫调节作用。治疗剂量每日不应低于100万U，皮下或肌内注射每日1次，亦有隔日注射1次者，疗程3~6个月。可使约1/3患者血清HBV DNA阴转，HBeAg阳性转为HBeAb阳性，HBV DNA聚合酶活力下降，HCV RNA转阴，但停药后部分患者以上血清指标又逆转。早期、大剂量、长疗程干扰素治疗可提高疗效。副作用有发热、低血压、恶心、腹泻、肌痛、乏力等，可在治疗初期出现，亦可发生暂时性脱发、粒细胞减少、血小板减少、贫血等，但停药后可迅速恢复。

（2）干扰素诱导剂：如聚肌苷酸：在体内可通过诱生干扰素而阻断病毒复制，但诱生干扰素的能力较低。一般用量为2~4mg肌内注射，每周2次，3~6个月为1个疗程；亦有采用大剂量（每次10~40mg）静脉滴注，每周2次者。对HBeAg近期转阴率似有一定作用，无副作用。

（3）阿糖腺苷及单磷阿糖腺苷：阿糖腺苷主要能抑制病毒的DNA聚合酶及核苷酸还原酶活力，从而阻断HBV的复制，抗病毒作用较强但较短暂，停药后有反跳。常用剂量为每日10~15mg/kg，稀释于葡萄糖注射液1000ml内，缓慢静脉滴注12小时，连用2~8周。副作用为发热不适、纳差、恶心、呕吐、腹胀、全身肌肉及关节痛、血小板减少等。

单磷酸阿糖腺苷易溶于水，常用剂量为每日5~10mg/kg，分为2次肌内注射，连续3~5周，或每日5mg/kg，分2次肌内注射，连续8周。可使血清HBV DAN转阴，DNA

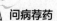

聚合酶转阴，HBsAg滴度下降，HBeAg转为HBeAb。本品亦可静脉滴注。大剂量可产生发热不适、下肢肌肉酸痛、血小板减少等副作用。

（4）阿昔洛韦（无环鸟苷）及6-脱氧无环鸟苷：选择性抑制病毒DNA聚合酶，有较强的抗病毒活动，对人体的毒性较低。剂量为每日10~45mg/kg静脉滴注，7~14日为1个疗程。有一定抑制病毒复制的作用。大剂量可引起肾功能损害、静脉炎、嗜睡、谵妄、皮疹、谷丙转氨酶（ALT）升高等。6-脱氧无环鸟苷口服吸收良好，可长期服用。

（5）其他抗病毒药物：利巴韦林、膦甲酸钠、替诺福韦等，均在临床试验中。

（6）抗病毒药物联合治疗：如α-干扰素与单磷酸阿糖腺苷联合使用，有协同抗病毒作用，可增强疗效，但毒性亦增大。α-干扰素与无环鸟苷、胶氧无环鸟苷，或与γ-干扰素联合应用，均可增强疗效。

（7）α-干扰素加泼尼松冲击疗法：在干扰素治疗前，先给予短程（6周）泼尼松，可提高患者对抗病毒治疗的敏感性，从而增强疗效。但在突然撤停泼尼松时，有激发严重肝坏死的危险。

2. 免疫抑制疗法

用于自身免疫指标阳性或有肝外系统表现，而HBsAg阴性，且经其他治疗无效的慢性活动型肝炎。可选用药物如泼尼松龙、地塞米松、硫唑嘌呤等。

3. 护肝药物

（1）维生素类：适量补充维生素C及B族维生素；维生素E有抗氧化、抗肝坏死作用，肝功能障碍时应予补充；凝血酶原时间延长及黄疸者应予维生素K。

（2）促进能量代谢的药物：如三磷酸腺苷、辅酶A、肌苷等。

（3）提高人血清白蛋白、改善氨基酸代谢的药物：复方支链氨基酸注射液静脉滴注。

（4）促进肝细胞修复和再生的药物：胰高血糖素（1mg）及普通胰岛素（10U）加于葡萄糖注射液内静脉滴注。

（5）其他：肝泰乐（葡醛内酯）、维丙胺、肝必复、易善复（多烯磷脂酰胆碱胶囊）等可酌情选用。

（二）保健建议

（1）按照传染病预防原则，控制传染源，切断传播途径，保护易感人群。此类患者在恰当推荐药物的同时，应及时劝导患者到医院就诊，避免延误病情和传染他人。

定期体检，必要时接种疫苗；早发现、早隔离、早治疗；注意环境和个人卫生，加强餐具消毒等。

（2）营养：应进高蛋白饮食，热量摄入不宜过高，以防发生脂肪肝；也不宜进食过量的糖，以免导致糖尿病。

（3）休息：在病情活动期应适当卧床休息；病情好转后应注意动静结合；待静止期可从事轻工作；症状消失，肝功能恢复正常达3个月以上者，可恢复正常工作，但应避免过劳，且须定期复查。

第五章　常见心血管系统疾病

进入21世纪，随着社会的进步、经济的发展，尤其是生活方式的改变，人类疾病谱的变化（肥胖、高血压、糖尿病、血脂异常等增多），人口老龄化的加剧，我国心血管疾病的发病率在逐年上升，且呈现年轻化趋势。一些年富力强的中年人常因急性心肌梗死及中风进入急救。资料显示：我国每年死于心血管病的人数达到300万人以上。心血管疾病在中老年人群中的发病率高达80%；人类死亡原因中，心血管疾病占死亡总数的41%；人类疾病中，心脑血管疾病的致残率高达50%。心血管疾病已成为危及人类生命的第一大杀手，因此心血管疾病的防治刻不容缓。

第一节　高血压

高血压（hypertension）是指以体循环动脉血压（收缩压和/或舒张压）增高为主要特征（收缩压≥140 mmHg，舒张压≥90 mmHg），可伴有心、脑、肾等器官的功能或器质性损害的临床综合征。原因不明的高血压称为原发性高血压，是最常见的慢性病，也是心脑血管疾病最主要的危险因素。正常人的血压随内外环境变化在一定范围内波动。在整体人群，血压水平随年龄的增大逐渐升高，以收缩压更为明显，但50岁后舒张压呈现下降趋势，脉压也随之加大。近年来，人们对心血管病多重危险因素的作用以及心、脑、肾靶器官保护的认识不断深入，高血压的诊断标准也在不断调整，目前认为同一血压水平的患者发生心血管病的危险度不同，因此有了血压分层的概念，即发生心血管病危险度不同的患者，适宜的血压水平应有不同。血压值和危险因素评估是诊断和制定高血压治疗方案的主要依据。

一、常见病因

1. 定义

原因不明的血压高于正常值（≥140/90mmHg）称为高血压或原发性高血压，占所有高血压患者的95%左右，其余5%的高血压有明确的病因，称为继发性高血压。

2. 常见病因

（1）遗传因素：统计表明，约60%的高血压患者有家族史，30%~50%的高血压患者有遗传背景，目前认为是多基因遗传所致。

（2）精神和环境因素：长期的精神紧张、受噪声或不良视觉刺激等因素也会引起高血压的发生。

（3）生活习惯因素：膳食结构不合理，如过多的钠盐、低钾饮食、摄入过多的饱和脂肪酸均可使血压升高。

（4）其他疾病和药物的影响：肥胖、糖尿病、肾动脉狭窄、肾脏实质损害、嗜铬细胞瘤、神经内分泌肿瘤、避孕药和激素等。

3. 血压水平的定级及分层

目前国内高血压的诊断采用2005年中国高血压治疗指南建议的标准表（见表2-5-1）。

表2-5-1　2005年中国高血压治疗指南建议的标准表

类别	收缩压（mmHg）		舒张压（mmHg）
正常血压	<120	和	<80
正常高值血压	120~139	和（或）	80~89
高血压	≥140	和（或）	≥90
1级高血压（轻度）	140~159	和（或）	90~99
2级高血压（中度）	160~179	和（或）	100~109
3级高血压（重度）	≥180	和（或）	≥110
单纯收缩期高血压	≥140	和	<90

注：当收缩压和舒张压分属于不同分级时，以较高的级别作为标准。以上标准适用于任何年龄的成年男性和女性。

二、临床表现

高血压的症状因人而异。早期可能无症状或症状不明显，常见的是头晕、头痛、颈项板紧、疲劳、心悸等。仅仅会在劳累、精神紧张、情绪波动后发生血压升高，并在休息后恢复正常。随着病程延长，血压明显持续升高，心脏、脑、肾脏等器官受累后，逐渐会出现各种症状，此类称为缓进型高血压病。其常见的临床症状有头痛、头晕、夜尿增多、心悸、胸闷、乏力等。当血压突然升高到一定程度时甚至会出现剧烈头痛、呕吐、心悸、眩晕等症状，严重时会发生神志不清、抽搐，称为急进型高血压或恶性高血压，多会在短期内发生严重的心、脑、肾等器官的损害和病变，如中风、心肌梗死、肾衰等。继发性高血压的临床表现主要是有关原发病的症状和体征，高血压仅是其症状之一。继发性高血压患者的血压升高可有其自身的特点，如主动脉狭窄所致的高血压可仅限于上肢；嗜铬细胞瘤引起的血压增高呈阵发性。

三、诊断标准

由于血压有波动性，且情绪激动、体力活动时会引起一时性的血压升高，因此应至少2次在非同日静息状态下测得血压高于正常值时才可诊断高血压，而血压值应以连续测量3次的平均值计。仔细的体格检查有助于发现继发性高血压线索和靶器官损害情况。

问病的要点：发现血压高的时间及平时患者自测血压值，有无夜尿，这是判断患者有无器官损害的主要依据。既往使用的降压药的降压和不良反应情况，这是指导以后用药的选择依据。

四、健康解决方案

合理使用降压药+科学的血压监测+合理饮食。

五、方案解析

1. 治疗目的及原则

高血压治疗的主要目标是血压降至正常（≤130/80mmHg），治疗的最终目的是最大限度地减少高血压患者心脑血管病的发生率和死亡率。高血压常常与其他心、脑血管病的危险因素合并存在，例如高胆固醇血症、肥胖、糖尿病等，协同加重心血管疾病危险，治疗措施应该是综合性的。对所有患者，不管其他时段的血压是否高于正常值，均应注意清晨血压的监测，有研究显示半数以上诊室血压达标的患者，其清晨血压并未达标。因此，高血压的治疗应从以下几个方面入手。

（1）改善生活行为：①减轻并控制体重；②减少钠盐摄入；③补充钙和钾盐；④减少饱和脂肪摄入；⑤增加运动；⑥戒烟、限制饮酒；⑦减轻精神压力，保持心理平衡。

（2）血压控制标准个体化：由于病因不同，高血压发病机制不尽相同，临床用药分别对待，选择最合适药物和剂量，以获得最佳疗效。

（3）多重心血管危险因素协同控制：降压治疗后尽管血压控制在正常范围，血压升高以外的多种危险因素依然对预后产生重要影响。

2. 降压药物治疗

影响血压的直接原因为血容量和血管紧张度，因此高血压的治疗药物主要是从减少血容量、降低血管紧张度、降低血浆黏滞度等方面入手。降低血容量的药物主要有：①利尿药，直接减少血容量；② β受体阻滞剂，通过减慢心率和降低心肌收缩力来降低每分钟的射血分数。降低血管紧张度的药物有：①钙通道阻滞剂，通过阻止钙离子进入肌间网抑制肌肉收缩；②血管紧张素转换酶抑制剂（ACEI），抑制血管紧张素的形成；③血管紧张素受体拮抗剂，阻滞血管紧张素与其受体的结合。

药物治疗应遵循4项原则，即小剂量开始，平稳降压（优先选择长效制剂），联合用药及个体化。应根据患者的危险因素、靶器官损害及合并临床疾病的情况，选择单一用药或联合用药。选择降压药物的原则：①使用半衰期24小时及以上、每日1次服药能够控制血压24小时的药物，如氨氯地平、培哚普利、氯沙坦等，避免因治疗方案选择不当导致的医源性清晨血压控制不佳；②使用安全、可长期服用的药物，提高患者的治疗依从性；③使用心脑获益临床试验证据充分并可真正降低长期心脑血管事件的药物，减少心脑血管事件的发生概率，改善高血压患者的生存质量。

3. 治疗方案

大多数无并发症或合并症患者可以单独或者联合使用噻嗪类利尿剂、β 受体阻滞剂等。治疗应从小剂量开始，逐步递增剂量。临床实际使用时，患者心血管危险因素状况、靶器官损害、并发症、合并症、降压疗效、不良反应等，都会影响降压药的选择。2级高血压患者在开始时就可以采用两种降压药物联合治疗。

六、保健贴士

1. 用药注意事项

患者，尤其是老年患者，应从小剂量开始。当血压恢复到正常（低于140/90mmHg）以后，在医生的认可下，剂量可缓慢减少，直到摸索出最小剂量也能控制住血压为止。高血压患者应做到“宁可一顿不吃饭，也不能一次不吃药”。认为高血压患者没有症状就可以不吃药，或者症状一减轻就停药的做法都是不科学的。

目前提倡使用长效制剂，因为它的降压作用温和平稳，药效持续24小时以上。每天只需服药1次，最好是固定在早晨起床之后。

要密切关注降压药物的不良反应，几乎所有的降压药物都会降低男性的性功能，不同类型的降压药其不良反应也不一样。速效和中效利尿剂可以导致血钾降低、血脂紊乱；ACEI药物服用半月以上可以出现干咳；长期服用血管紧张素受体拮抗剂可以导致血钾升高；长期服用钙拮抗剂可以出现胫前水肿、头痛；长期大剂量服用 β 受体拮抗剂可以引起支气管痉挛，尤其是本身存在慢性支气管炎的患者；中

枢性降压药 α 受体阻断剂常容易引起体位性低血压，老年患者使用这类药物要严密监控。

2. 保健建议

睡眠质量不高、血液黏滞度高也是影响血压控制的重要因素，因此我们在使用降压药治疗高血压的同时，也需关注患者睡眠质量。当前人群生活食谱发生了改变，多食用精米、高脂饮食等，普遍存在B族维生素缺乏导致的睡眠质量不高、高脂血症和糖尿病等伴发病症。因此，要提醒高血压患者改善生活方式，如低盐低脂饮食、减肥、增加体力活动、避免紧张和焦虑、提高睡眠质量等，必要时服用复合维生素B和镇静安眠药物，能增强降压药物的效果，有效控制血压。

第二节　冠状动脉粥样硬化性心脏病

冠状动脉粥样硬化性心脏病（CAD）是冠状动脉血管发生动脉粥样硬化病变而引起血管腔狭窄或阻塞，造成心肌缺血、缺氧或坏死而导致的心脏病，常常被称为“冠心病”。但是冠心病的范围可能更广泛，还包括炎症、栓塞等导致的管腔狭窄或闭塞。世界卫生组织将冠心病分为无症状心肌缺血（隐匿性冠心病）、心绞痛、心肌梗死、缺血性心力衰竭（缺血性心脏病）和猝死5种临床类型。临床中常常分为稳定性冠心病和急性冠状动脉综合征。

一、常见病因

可改变的危险因素有高血压、血脂异常（总胆固醇过高或低密度脂蛋白胆固醇过高、甘油三酯过高、高密度脂蛋白胆固醇过低）、超重/肥胖、血糖升高/糖尿病，不良生活方式（包括吸烟）、不合理膳食（高脂肪、高胆固醇、高热量食物等）、缺少体力活动以及社会心理因素。不可改变的危险因素有性别、年龄、家族史。

冠心病的发作常常与季节变化、情绪激动、体力活动增加、饱食、大量吸烟和饮酒等有关。

二、临床表现

（1）典型心前区压榨感或压迫感，因体力活动、情绪激动等诱发，突感心前区压迫感而被迫停止活动，多为发作性绞痛或压榨痛，也可为憋闷感。绞痛从胸骨后或心前区开始，向上放射至左肩、臂，甚至小指和无名指，休息或含服硝酸甘油可缓解。

胸痛放散的部位也可涉及颈部、下颌、牙齿、腹部等。胸痛也可出现在安静状态下或夜间，由冠状动脉痉挛所致，也称为变异型心绞痛。若胸痛性质发生变化，如新近出现的进行性胸痛，痛阈逐步下降，导致稍事体力活动或情绪激动甚至休息或熟睡时亦发作。若疼痛逐渐加剧、变频，持续时间延长，祛除诱因或含服硝酸甘油不能缓解，则往往怀疑为不稳定心绞痛，是发生心肌梗死的先兆。

（2）发生心肌梗死时胸痛剧烈，持续时间长（常常超过半小时），硝酸甘油不能缓解，并可有恶心、呕吐、出汗、发热，甚至发绀、血压下降、休克、心衰。

（3）一部分患者的症状并不典型，仅仅表现为心前区不适、心悸或乏力，或以胃肠道症状为主。某些患者可能没有疼痛，如老年人和糖尿病患者。

（4）约有1/3的患者首次发作冠心病表现为猝死。

三、诊断标准

心电图是诊断冠心病最简便、常用的方法，尤其在患者症状发作时，是最重要的检查手段，还能发现心律失常，不发作时多数无特异性。心绞痛发作时S–T段异常压低，变异型心绞痛患者出现一过性S–T段抬高。不稳定型心绞痛多有明显的S–T段压低和T波倒置。心肌梗死时的心电图表现：①急性期有异常Q波、S–T段抬高；②亚急性期仅有异常Q波和T波倒置（梗死后数天至数周）；③慢性或陈旧性期（3~6个月）仅有异常Q波，若S–T段抬高持续6个月以上，则有可能并发室壁瘤，若T波持久倒置，则称陈旧性心肌梗死伴冠脉缺血。

通常需要采血测定血脂、血糖等指标，评估是否存在冠心病的危险因素。心肌损伤标志物是急性心肌梗死诊断和鉴别诊断的重要手段之一。目前临床中以心肌肌钙蛋白为主。

冠状动脉造影及血管内成像技术是目前冠心病诊断的“金标准”，可以明确冠状动脉有无狭窄、狭窄的部位、程度、范围等，并可据此指导进一步治疗。血管内超声可以明确冠状动脉内的管壁形态及狭窄程度。冠状动脉造影的主要指征为：①已确诊为冠心病需做介入治疗者；②胸痛似心绞痛而不能确诊者。

问病的要点：冠心病患者通常因心绞痛就诊或到药店购药，到药店购药的患者可能是怀疑自己患有冠心病，也可能是已确诊为冠心病者。对于怀疑自己是冠心病的，我们在做药学服务过程中必须注意以下几个方面：①判断患者是否是真的心绞痛，主要从疼痛的性质、部位、持续时间、缓解方式、是否存在放射痛等方面着手；②需注意女性绝经期前患冠心病的可能性比男性低得多，对于更年期的女性如果没有确诊冠心病，建议其最好先到医院进一步明确诊断，再决定是否服药和服药方案；③判断是否存在不稳定型心绞痛对于患者的生命安全尤为重要。

四、健康解决方案

合理饮食+合理使用降脂药药、抗凝药、扩冠脉药或减轻心脏负荷药+情绪控制；经皮冠状动脉介入治疗（PCI）：支架术、冠状动脉搭桥术（主动脉-冠状动脉旁路移植手术）。

五、方案解析

（1）合理饮食：饮食宜清淡，易消化，少食油腻、脂肪、糖类。多食蔬菜和水果，少食多餐，晚餐量以少为宜；少喝浓茶、咖啡，戒烟少酒。劳逸结合，避免过重体力劳动或突然用力，饱餐后不宜运动，运动应根据各人自身的身体条件、兴趣爱好选择，如打太极拳、乒乓球、健身操等。要量力而行，使全身气血流通，减轻心脏负担。

（2）有明确冠心病的患者（包括支架术后和搭桥术后）需进行药物干预，来延缓或阻止动脉硬化的进展。

降胆固醇：对于以胆固醇升高为主的患者，主张使用他汀类降脂药；甘油三酯升高为主的患者，以贝特类药物为宜，如非诺贝特，可延缓或阻止动脉硬化进展。

抗凝药物：如阿司匹林、氯雷他定等。服用阿司匹林的患者，心血管病发生率和死亡率均显著下降。

减轻心脏负荷的药物：如使用血管紧张素转换酶抑制剂（ACEI）依那普利与β受体阻滞剂美托洛尔控制血压，从而减轻心脏的后负荷。

扩张冠状动脉的药物：硝酸酯类药物，如硝酸甘油片、单硝酸甘油酯类药物，可以直接扩张冠脉和静脉，从而增加心脏的供血和减轻心脏的前负荷。

中药：大部分都是以丹参为君药，最常用的就是速效救心丸、复方丹参滴丸等。

（3）保持身心愉快，忌暴怒、惊恐、过度思虎以及过喜；养成良好的作息，早睡早起，避免熬夜工作，临睡前不看紧张、恐怖的小说和电视剧。

（4）心绞痛发作时的治疗：立即休息和舌下含服硝酸甘油。一旦发生了心绞痛的症状，要立即休息，同时要舌下含化一片硝酸甘油，一般经休息或含服硝酸甘油，5~10分钟内心绞痛就可以缓解。也可含服或服用中药复方丹参滴丸或速效救心丸，但其缓解心绞痛需要的时间较长。如果含服硝酸甘油10分钟仍不缓解，可再含化一片硝酸甘油。如果是初次发生心绞痛，无论药物能否缓解，均需尽快到医院就诊，因为初次发生心绞痛者，有发生心肌梗死的危险性。

如果高度怀疑是冠心病不稳定型心绞痛的患者，可建议患者购买并服用抗凝剂（如阿司匹林片、氯吡格雷片）后尽快就医，以预防心肌梗死的发生。

六、保健贴士

1. 用药注意事项

阿司匹林的副作用是胃肠道不适，严重的可以出现上消化道出血，应在患者服用前告知患者严密观察是否存在消化道出血征兆，若发生严重不良反应建议改用其他的抗凝药，如硫酸氢氯吡格雷片（波立维）75mg，每日1次。同时积极治疗不良反应带来的损害。痛风患者不宜使用阿司匹林。

他汀类药物（尤其是大剂量使用）可引起患者血糖异常，肌肉疾病（肌病）是他汀类药物最严重的不良反应，肌病的发生率和严重程度均与他汀类药物的剂量呈正相关性，严重的可导致横纹肌溶解和急性肾功能衰竭。服用他汀类药物出现记忆和认知障碍在临床上也不少见。出现严重不良反应时，建议停用他汀类降脂药，或改用其他的降脂药。

硝酸酯类药物主要的不良反应是服用早期可引起剧烈头痛，但随着使用时间推移，患者的头痛会慢慢减轻，在给患者使用该类药物前应向患者说明，以期提高患者使用该药的依从性。

2. 保健建议

冠心病是中老年人的常见病和多发病，处于这个年龄阶段的人在日常生活中如果出现下列情况，要及时就医，尽早发现冠心病。

（1）劳累或精神紧张时出现胸骨后或心前区闷痛，或紧缩样疼痛，并向左肩、左上臂放射，持续3~5分钟，休息后自行缓解者。

（2）体力活动时出现胸闷、心悸、气短，休息时自行缓解者。

（3）饱餐、寒冷或看惊险影片时出现胸闷、心悸者。

（4）夜晚平卧睡眠时，感到胸闷，需要高枕卧位方感舒适者；熟睡或白天平卧时突然胸痛、心悸、呼吸困难，需立即坐起或站立方能缓解者。

（5）各种体力活动出现心慌、胸闷、气急或胸痛不适。

（6）反复出现脉搏不齐，不明原因心跳过速或过缓者。

为及早发现冠心病，40岁以上者应定期进行血压、血脂、血糖等检验，如果检验结果不正常或有其他易患冠心病的危险因素，应该至少每五年做一次血胆固醇化验，至少每年做一次血压和血糖检测。

第三节　心功能不全

心功能不全是由于各种原因造成心肌的收缩或舒张功能下降，使心脏排血不能满足躯体的需要，造成血液淤滞在体循环或肺循环产生的缺氧及其相关症状。随着对心功能不全基础和临床研究的深入，心功能不全已不再被认为是单纯的血流动力学障碍，更重要的是由于多种神经体液因子的参与，促使心功能不全持续发展的临床综合征。心功能不全有多种分类标准，按其发展进程可分为急性心功能不全和慢性心功能不全；按发作的部位可分为左心功能不全、右心功能不全和全心功能不全；按发生的基本原理可分为收缩功能不全性心功能不全和舒张功能不全性心功能不全等。伴有临床症状的心功能不全称之为心力衰竭（心衰）。

一、常见病因

（1）原发性心肌收缩力减弱：如各种心肌炎、心肌病和缺血性心脏病等。

（2）心脏负荷过重：包括前负荷（容量负荷）和后负荷（阻力负荷）过重。长期负荷过重可引起继发性心肌收缩力下降。

二、临床表现

心功能不全常见有心悸、呼吸困难、颈静脉怒张、肝脏肿大、尿量减少、浮肿等临床表现。左心功能不全临床表现为劳力性呼吸困难、端坐呼吸、夜间阵发性呼吸困难等。右心功能不全临床表现为腹胀、食欲不振等消化道症状，劳力性呼吸困难，水肿等，严重时出现胸腔积液和腹水。

三、诊断标准

临床上常以发生呼吸困难时劳动力的强度来对心衰进行分级：Ⅰ级是指较重体力劳动后出现呼吸困难；Ⅱ级是指轻体力劳动后出现呼吸困难；Ⅲ级是低于平时一般活动即出现呼吸困难；Ⅳ级是指休息状态下即出现呼吸困难，活动后加重。

问病的要点：劳力程度与呼吸困难等症状出现的关联性。

四、健康解决方案

合理饮食+适当休息+情绪控制+积极治疗原发疾病+合理使用利尿、强心、扩血管和抗凝药物。

五、方案解析

（1）合理饮食：饮食宜清淡，易消化，富含B族维生素和维生素C的食物。多食蔬菜和水果，少食多餐，晚餐量少为宜，少喝浓茶、咖啡。戒烟少酒、劳逸结合，避免过重体力劳动，运动应根据各人自身的身体条件、兴趣爱好选择，如打太极拳、乒乓球、健身操等。要量力而行，使全身气血流通，减轻心脏负担。

（2）保持身心愉快，忌暴怒、惊恐及过喜，心衰患者多伴有交感神经兴奋，患者容易激动，应对这些患者进行心理疏导，让患者对自己的心理状态有一个清醒的认识，从而注意调节好情绪。

（3）由于多种病因可导致心衰的发生，如高血压、冠心病、心肌炎、心瓣膜病等，对于已知原发病的患者必须积极治疗原发疾病。

（4）心衰的对症治疗常用的方法是使用强心、利尿、扩血管和抗凝药物：①强心药如洋地黄、毛花苷C、毒毛花苷K等，对于慢性心衰患者可以使用口服的强心药如地高辛，急性心衰以静脉用药为宜；②利尿剂如呋塞米、双氢克尿噻、螺内酯等，慢性心衰以使用中效或长效利尿剂双氢克尿噻或螺内酯为宜，急性左心衰以静脉使用呋塞米为宜；③血管扩张剂包括扩动脉为主的酚妥拉明，扩静脉为主的硝酸甘油和扩全血管的硝普钠等，左心衰以扩动脉药为宜，右心衰以扩静脉药首选，全心衰可选用硝普钠；④慢性心衰患者为防止血栓形成，一般情况下都主张配合使用抗凝药物，如小剂量阿司匹林。

（5）心衰患者选药的原则：急性心衰以静脉用药为宜，慢性心衰可以口服用药，可以单独或联合用药。在强心、利尿和扩血管药物的用药顺序选择方面，一般情况下优先选用利尿剂和扩血管药物，以此减轻心脏的负荷。强心剂的使用条件是上述两类药物使用后效果仍不佳时。

六、保健贴士

1. 用药注意事项

利尿剂可导致电解质紊乱，使用时应监测血钾变化，若患者出现低血钾表现，应给予含钾高的食物，如香蕉、柑橘、深色蔬菜等，必要时补充钾盐。

扩动脉药物容易引起体位性低血压，使用时应严密监护，保证血容量充足，全血管扩张药物硝普钠目前广泛用于治疗全心衰，在血容量充足的情况下使用基本安全，但应严密监测血压。硝酸酯类药物主要的不良反应是服用早期可引起剧烈头痛，但随着使用时间推移，患者的头痛会慢慢减轻，在给患者使用该类药物时应向患者说明，以期提高患者使用该药的依从性。

强心药容易发生药物中毒，当患者出现视觉改变时，要及时停药处理，必要时检测血药浓度。

阿司匹林的副作用是胃肠道不适，严重的可以出现上消化道出血，应在患者服用前告知患者严密观察是否存在消化道出血征兆，如发生严重不良反应建议改用其他的抗凝药，如波立维75mg，每日1次。同时积极治疗不良反应带来的损害。痛风患者不宜使用阿司匹林。

2. 保健建议

心衰患者低盐饮食特别重要，一定要控制每天进食食盐2~5g。心衰患者主要是由于缺血缺氧出现相关症状，因此在心衰明显时宜予高流量吸氧，特别是发生急性心衰时，吸氧对于患者症状的改善更为重要，采取端坐位和双下肢下垂减少回心血量等紧急措施都很有必要。

第四节　心脏神经官能症

心脏神经官能症又称功能性心脏不适，是神经官能症的一种特殊类型，以心血管系统功能异常为临床主要表现，可兼有神经官能症的其他表现。其症状多种多样，常见有心悸、心前区疼痛、呼吸困难、头晕、失眠、多梦、记忆力下降等。但临床各项检查均无特异性异常被发现，多发生于青壮年，多见于女性，尤其是更年期妇女。

一、常见病因

由于焦虑、紧张、情绪激动、精神创伤、微量元素和维生素缺乏等多因素的作用，中枢的兴奋和抑制过程发生障碍，受自主神经调节的心血管系统也随之发生紊乱，引起一系列交感神经张力过高的症状。此外，过度劳累，体力活动过少，循环系统缺乏适当锻炼，导致稍有活动或少许劳累即不能适应，因而产生过度的心血管反应而致本病。

二、临床表现

出现心血管系统的症状多种多样，时轻时重，无器质性心脏病证据。常见有心悸、心前区疼痛、呼吸困难、头晕、失眠、多梦、记忆力下降等，部分更年期女性患者可出现心电图的ST-T的改变。

三、诊断标准

排除器质性心脏疾患或其他可以导致上述症状的其他疾病，如甲状腺功能亢进症等，方可诊断。

病史应详细询问有无焦虑、情绪激动、精神创伤或过度劳累等诱因，是否曾被诊断为“心脏病”，心慌、气短或心前区不适等感觉与活动、劳累和心情的关系，睡眠状况如何等。

四、健康解决方案

合理饮食+情绪控制+精神心理治疗。

五、方案解析

（1）合理饮食：饮食宜清淡，易消化，富含B族维生素和维生素C的食物。由于我国社会人群膳食结构的改变，目前的膳食中B族维生素的摄入明显不足，导致神经营养缺乏，引起自主神经功能紊乱，因此补充B族维生素就显得尤为重要。

（2）保持身心愉快：随着社会的不断进步和发展，人们的工作压力空前增大，导致人群，特别是青壮年人群中焦虑现象普遍存在，若长时间不能正确处理和释放，很容易导致自主神经功能紊乱，因此保持愉悦的心情尤为重要。

（3）对于已经明确为心脏神经官能症的患者主要采取心理治疗：使患者了解本病的性质以解除其顾虑，使其相信并无器质性心血管病；对患者有耐心，以获得其信任和合作；避免各种引起病情加重的因素，特别是家庭人员和工作环境中人群的理解；鼓励患者进行体育锻炼；鼓励患者自我调整心态，安排好作息时间，适量进行文娱活动、旅游等。

（4）如果患者的症状经心理治疗仍无法缓解，可以考虑采取服用镇静或抗抑郁的药物，如阿普唑仑等。对于更年期患者可以使用调节内分泌的药物，如已烯雌酚片等。

六、保健贴士

镇静药长时间使用可以成瘾，因此必须在专科医生的指导下使用，同时要严密监测其不良反应，有些镇静药还可以引起嗜睡，对于高危工作人群不主张使用。

现已有明确的循证医学证明，己烯雌酚有增加患者生殖系统癌症发生率的风险，因此也不宜长期服用。

第六章　常见泌尿系统疾病

泌尿系统各器官（肾脏、输尿管、膀胱、尿道）都可发生疾病，并波及整个系统。泌尿系统的疾病既可由身体其他系统病变引起，又可影响其他系统甚至全身。其主要表现在泌尿系统本身，如排尿改变、尿的改变、肿块、疼痛等，但亦可表现在其他方面，如高血压、水肿、贫血等。泌尿系统疾病的病因多数和其他系统疾病类似，包括先天性畸形、感染、免疫机制、遗传、损伤、肿瘤等；但又有其特有的疾病，如肾小球肾炎、尿石症、肾功能衰竭等。

第一节　尿路感染

尿路感染（urinary tract infection，UTI）简称尿感，是指各种病原微生物在尿路中生长、繁殖而引起的尿路感染性疾病。多见于育龄期妇女、老年人、免疫力低下及尿路畸形者。本节主要叙述由细菌感染所引起的尿路感染。尿路感染根据感染部位可分为上尿路感染和下尿路感染。

一、常见病因

革兰阴性杆菌为尿路感染最常见致病菌，其中以大肠埃希菌最为常见，约占全部尿路感染的80%~90%，其次为变形杆菌、克雷伯杆菌。约5%~10%的尿路感染由革兰阳性细菌引起，主要是肠球菌和凝固酶阴性的葡萄球菌（柠檬色和白色葡萄球菌）。

二、临床表现

（一）膀胱炎

占尿路感染的60%以上，主要表现为尿频、尿急、尿痛、排尿不适、下腹部疼痛等，部分患者迅速出现排尿困难。尿液常混浊，并有异味，约30%可出现血尿。一般无全身感染症状，少数患者出现腰痛、发热，但体温常不超过38.0℃。如患者体温超过38.0℃，应考虑上尿路感染。致病菌多为大肠埃希菌，约占75%以上。

（二）肾盂肾炎

1. 急性肾盂肾炎

可发生于各年龄段，育龄女性最多见。临床表现与感染程度有关，通常起病较急。

（1）全身症状：发热、寒战、头痛、全身酸痛、恶心、呕吐等，体温多在38.0℃以上，多为弛张热，也可呈稽留热或间歇热。部分患者出现革兰阴性杆菌败血症。

（2）泌尿系症状：尿频、尿急、尿痛、排尿困难、下腹部疼痛、腰痛等。腰痛程度不一，多为钝痛或酸痛。部分患者下尿路症状不典型或缺如。

（3）体格检查：除发热、心动过速和全身肌肉压痛外，还可发现一侧或两侧肋脊角或输尿管点压痛和（或）肾区叩击痛。

2. 慢性肾盂肾炎

临床表现复杂，全身及泌尿系统局部表现均可不典型。一半以上患者可有急性肾盂肾炎病史，后出现程度不同的低热、间歇性尿频、排尿不适、腰部酸痛及肾小管功能受损表现，如夜尿增多、低比重尿等。病情持续可发展为慢性肾衰竭。急性发作时患者症状明显，类似急性肾盂肾炎。

（三）无症状细菌尿

无症状细菌尿是指患者有真性细菌尿，而无尿路感染的症状，可由症状性尿感演变而来或无急性尿路感染病史。致病菌多为大肠埃希菌，患者可长期无症状，尿常规可无明显异常，但尿培养有真性菌尿，也可在病程中出现急性尿路感染症状。

三、诊断标准

典型的尿路感染有尿路刺激征、感染中毒症状、腰部不适等，结合尿液改变和尿液细菌学检查，诊断不难。凡是有真性细菌尿者，均可诊断为尿路感染。无症状细菌尿的诊断主要依靠尿细菌学检查，要求做两次中段尿培养，细菌数均$\geq 10^5$/ml，且为同一菌种，称为真性菌尿。当女性有明显尿频、尿急、尿痛、尿白细胞增多等典型症状时，菌落计数界限$> 10^2$/ml，并为常见致病菌时，可拟诊为尿路感染。

四、健康解决方案

病因治疗+对症处理。

五、方案解析

1. 治疗原则

根据药敏实验结果选择适当的抗生素进行抗感染治疗，必要时联合用药治疗。

2. 常用药物

（1）青霉素类：青霉素G、阿莫西林、氨苄西林等。

（2）喹诺酮类：氧氟沙星、培氟沙星、环丙沙星、洛美沙星等。

六、保健贴士

1. 用药注意事项

急性单纯性膀胱炎治疗建议采用三日疗法治疗，即口服复方磺胺甲基异恶唑，或氧氟沙星，或左氧氟沙星。

2. 保健建议

（1）养成多喝白开水的习惯，保证每日2500ml以上，有利尿且增强肾脏免疫的功能，并能起到冲洗尿道的作用，有利于细菌和毒素排出。

（2）饮食清淡，多食富含维生素C的水果和蔬菜，如橘子、柠檬、梅子等，有助于调节尿液的酸碱度，细菌不易生长繁殖。忌辛辣刺激之品，如饮酒或咖啡、辣椒、姜、葱、蒜等。

（3）勿憋尿，至少每3~4小时排空膀胱一次。外出乘车、旅游或开会等时间较长的人，应勤解小便，以免造成尿液浓缩而刺激膀胱黏膜，引发尿路感染。

（4）注意个人卫生：女性上完厕所后，卫生纸应由会阴部往后擦至肛门，不可来回擦拭。勤洗澡，最好用淋浴的方式。不穿过紧的内裤，勤换内裤，尤其在月经、妊娠和产褥期。清洗会阴时，避免使用刺激性的清洗液。行房前后须解小便，夫妻都应清洗会阴部。

第二节　前列腺炎

前列腺炎是泌尿外科的常见病，在泌尿外科50岁以下男性患者中占首位。1995年美国国立卫生研究院（NIH）制定了一种新的前列腺炎分类方法：Ⅰ型相当于传统分类方法中的急性细菌性前列腺炎；Ⅱ型相当于传统分类方法中的慢性细菌性前列腺炎；Ⅲ型为慢性前列腺炎/慢性盆腔疼痛综合征；Ⅳ型为无症状性前列腺炎。

一、病因

I型及Ⅱ型前列腺炎的主要致病因素为病原体感染，病原体随尿液侵入前列腺，导致感染。Ⅲ型发病机制未明，病因学十分复杂，存在广泛争议。Ⅳ型缺少相关发病机制的研究，可能与Ⅲ型的部分病因与发病机制相同。

二、临床表现

1. 急性前列腺炎

患者可表现为尿频、尿急、尿痛，可出现尿滴沥、终末血尿、会阴部坠胀疼痛，并可向阴部、腰骶部或大腿放射，可出现高热、寒战、头痛、全身疼痛、神疲乏力、食欲不振等症状。

（1）排尿：有尿频、尿急、尿痛、尿道灼热，排尿不尽、可淋漓，有时有排尿困难、夜尿多等。

（2）尿道滴白：排尿终末或大便时，尿道口有白色分泌物滴出。

（3）疼痛：由于持续慢性炎症刺激，会阴、肛门和阴囊等部位有严重的触痛感和坠胀感，并常可放射至耻骨上、腰骶部、两侧腹股沟、会阴部，以及引起下肢疼痛，症状一般以晨间较为明显。

（4）生理功能改变：有早泄、遗精、性欲减退或阳痿，部分患者有射精痛和血精。部分不育症中，慢性前列腺炎是重要的病因。

（5）神经衰弱：失眠多梦，乏力头昏，缺乏自信感，情绪低沉，记忆力减退。

2. 慢性前列腺炎

症状轻重不一，轻者可无症状。但大多数患者可见到会阴部或直肠有疼痛或不适感。疼痛可放射至腰骶部或耻骨、睾丸、腹股沟等处，可有排尿不适、排尿灼热感、尿道口常有乳白色分泌物等症状。

3. 主要检查

（1）前列腺液常规检查。

（2）其他检查：超声波检查是简单、无痛苦的前列腺检查手段，可以发现前列腺有无增生、肿瘤等重要线索。经直肠探头的超声波检查图像清晰，结果准确，较体外超声检查更胜一筹。CT检查由于可鉴别出体积很小的占位病变，因此在诊断前列腺肿瘤时有重要意义。前列腺穿刺活体组织检查（简称前列腺活检）对确诊前列腺癌等肿瘤有决定性的意义。此外，尿流率测定、残余尿测定、血液的某些生化检查、X线检查、膀胱镜检查、放射性核素检查等均对前列腺疾病有诊断和辅助诊断意义。

三、诊断标准

根据临床表现和实验室检查可以做出诊断。

四、健康解决方案

去除病因+对症处理+规律生活指导。

五、方案解析

1. 治疗原则

针对病因及细菌学检查结果采取个性化、对症治疗原则，防止滥用抗生素。

2. 常用药物

（1）抗菌治疗：喹诺酮类药物，如氧氟沙星或左旋氧氟沙星等。

（2）消炎止痛药：非甾体抗炎药可改善症状，一般使用消炎痛内服或栓剂，中药使用消炎、清热、解毒、软坚药物亦可收到一定效果。

六、保健贴士

1. 用药注意事项

复发且菌种不变者，改用预防剂量以减少急性发作，使症状减退。长期应用抗生素若诱发严重副反应，如假膜性肠炎、腹泻，肠道耐药菌株滋长等，需更换治疗方案。如果抗生素治疗无效，确认为无菌性前列腺炎者，则停用抗生素治疗。

竹林胺（酚苄明）为 α 肾上腺素受体阻断剂，可选择性地松弛前列腺平滑肌，缓解尿路梗阻，使排尿通畅，适用于因前列腺增生引起的排尿困难、尿路梗阻、尿潴留、尿频、尿急等症状。加替沙星是第四代喹诺酮类抗生素，其在尿液中有较高药物浓度，可有效发挥消炎作用。复方金钱草颗粒含车前草、广金钱草、石韦、玉米须，可清热祛湿、利尿排石、消炎止痛，适用于尿感及前列腺炎。

2. 保健建议

（1）注意外生殖器卫生，预防感染。

（2）戒烟酒，保持生活规律，情绪乐观。

（3）勤排尿，防止尿潴留。

第三节 尿路结石

尿路结石是泌尿系统各部位结石病的总称，是泌尿系统的常见病。根据结石所在部位的不同，分为肾结石、输尿管结石、膀胱结石和尿道结石。本病的形成与环境因素、全身性病变及泌尿系统疾病有密切关系。其典型临床表现为腰腹绞痛、血尿，或伴有尿频、尿急、尿痛等泌尿系统梗阻和感染的症状。

一、常见病因

影响尿路结石形成的因素有很多。尿中形成结石晶体的盐类呈超饱和状态，尿中抑制晶体形成物质不足和核基质的存在，是形成结石的主要因素。

（1）流行病学因素：包括年龄、性别、职业、社会经济地位、饮食成分和结构、水分摄入量、气候、代谢和遗传等因素。上尿路结石好发于20~50岁。男性多于女性，男性发病年龄高峰为35岁。女性有两个高峰，30岁及55岁。相对高温环境及活动减少等亦为影响因素，但职业、气候等不是单一决定因素。

（2）尿液因素：形成结石物质排出过多；尿酸性减低，pH增高；尿量减少，使盐类和有机物质的浓度增高；尿中抑制晶体形成物质含量减少，如枸橼酸、焦磷酸盐、镁、酸性黏多糖、某些微量元素等。

（3）解剖结构异常：如尿路梗阻，导致晶体或基质在引流较差部位沉积，尿液滞留继发尿路感染，有利于结石形成。

（4）尿路感染。

二、临床表现

1.症状及体征

（1）疼痛和血尿：尿路结石患者的主要表现是与结石活动有关的疼痛和血尿，疼痛表现为难忍的剧痛，阵发性发作，位于腰部或腹部，并放射至同侧腹股沟或累及同侧睾丸或阴唇、大腿内侧等处。若结石处于输尿管膀胱壁段或输尿管口，可伴有膀胱刺激征及尿道和阴茎头部放射痛，但肾盂内大结石、肾盏结石可无明显疼痛。还可表现为活动后上腹或腰部钝痛。血尿一般为镜下血尿，肉眼血尿相对可见。活动后镜下血尿可能是上尿路结石的唯一表现，血尿程度与结石对尿路黏膜损伤程度有关。由于输尿管与肠有共同的神经反射中枢，故疼痛发作时可有恶心、呕吐等消化道症状。

（2）膀胱刺激征：结石伴感染或输尿管壁段结石时，可有尿频、尿急、尿痛。结石继发急性肾盂肾炎或肾积脓时，可有畏寒、发热等全身症状。当结石导致双侧尿路完全梗阻时，可出现无尿继而出现尿毒症等严重后果。

2. 主要检查

（1）尿常规检查：尿液常规检查可见红细胞、白细胞或结晶，尿液pH在草酸盐及尿酸盐结石患者常为酸性，磷酸盐结石常为碱性。合并感染时，尿中出现较多的脓细胞，尿细菌学培养常为阳性，计数大于10^5/ml以上。

（2）血常规检查：并发急性感染及感染较重时，血常规检查可见白细胞总数及嗜中性粒细胞升高。

（3）X线检查：X线检查是诊断肾及输尿管结石的重要方法，约95%以上的尿路结石可在X线平片上显影。

（4）CT检查：可用于X线片上不能显影的结石患者，但费用较昂贵，不列入常规检查。

三、健康解决方案

去除病因+对症处理+健康改善+心理引导。

四、方案解析

1. 治疗原则

肾及输尿管结石的治疗要根据结石的大小、部位、数目、形状、一侧或两侧、有无尿流梗阻、伴发感染、肾功能受损程度、全身情况以及治疗条件进行具体分析，全面考虑。但当绞痛发作时，首先应该缓解症状，然后再选择治疗方案。

2. 常用药物

肾绞痛的处理

（1）解痉止痛：常用药物为哌替啶及阿托品，用阿托品0.5mg及哌替啶50~100mg肌内注射。

（2）指压止痛：用拇指压向患侧骶棘肌外缘、第3腰椎横突处，具有镇痛或缓解疼痛的效果。

非手术治疗

（1）大量饮水：增加尿量冲洗尿路，促进结石向下移动，稀释尿液，减少晶体沉淀。

（2）中药治疗：日常生活中以茶为饮品除预防和改善治疗结石外，还能调节人体平衡，增强人体抵抗力，这类中药茶饮主要有蒲公英、金银花、黄连等。

（3）经常做跳跃活动，或对肾盏内结石行倒立体位及拍击活动，也有利于结石的排出。

（4）对尿培养有细菌感染者，选用敏感药物积极抗感染，对体内存在代谢紊乱者，应积极治疗原发疾病、调理尿的酸碱度等。

六、保健贴士

1. 注意事项

结石引起尿流梗阻已影响肾功能，或经非手术疗法无效，无体外冲击波碎石条件者，应考虑手术治疗。

2. 保健建议

（1）饮水和运动：每日饮水2000ml以上，可有效降低结石的发病率，但应避免饮用红茶和咖啡，饮水后适当运动，如跳绳、体操可预防结石发生。日常生活中以茶为饮品（如蒲公英、碟清草、金银花、黄连等）除预防和改善治疗结石外，还能调节人体平衡，有效抑菌止痛、利尿通淋、溶石排石，增强人体抵抗力，极大地降低了由结石引起的一系列并发症。

（2）含钙结石的预防：含钙结石的形成与高钙尿症、高草酸尿有关，在预防的同时，要检查排除甲状旁腺功能亢进、特发性高钙尿和肾小管性酸中毒等疾病。

（3）尿酸结石的预防：尿酸结石患者除在饮食方面应减少海产品的摄入外，还要少饮酒，适量选用尿酸生成抑制剂如别嘌醇，并用碱化尿液制剂，效果更佳。

第七章　常见血液系统及内分泌系统疾病

第一节　缺铁性贫血

当机体对铁的需求与供给失衡，导致体内贮存铁耗尽（ID），从而引起红细胞内铁缺乏（IDE），最终引起缺铁性贫血（IDA）。IDA是铁缺乏症的最终阶段，表现为缺铁引起的小细胞低色素性贫血及其他异常。妊娠期和育龄期女性、婴幼儿和儿童是缺铁性贫血的高危人群，有数据调查显示：6个月至2岁婴幼儿缺铁性贫血的发病率为33.5%~45.7%，妊娠3个月以上的妇女、10~17岁青少年发病率分别为19.3%、9.8%。

一、常见病因

（1）铁摄入不足：一般铁摄入不足多见于偏食者。

（2）铁吸收障碍：铁吸收障碍见于胃酸缺乏（胃切除术后、慢性萎缩性胃炎、制酸药使用后）、食物相互作用（如浓茶等含鞣酸食物，咖啡及豆类、虾皮、黑木耳等高磷高钙食物抑制铁的吸收）和其他胃肠道疾病。

（3）需求增加：妊娠期和哺乳期铁需求增加，儿童生长迅速对铁的需求增加。

（4）铁丢失过多：慢性失血是缺铁性贫血的最常见病因。慢性失血多见于育龄妇女月经量过多、消化道慢性疾病、慢性血管内溶血等情况。

二、临床表现

缺铁性贫血发病隐匿，进展缓慢，早期可无症状，发展到一定程度后才出现异常。

（1）一般表现：乏力、困倦、活动耐力减退是最早和最常见症状。

（2）皮肤黏膜：皮肤干燥萎缩，口腔炎、舌炎、口角皲裂，指甲扁平不完整、脆薄和反甲，毛发干枯脱落等异常。

（3）呼吸循环系统：轻微活动甚至休息时出现乏力、心悸、气短等表现。

（4）消化系统：食欲不振、消化不良、恶心、呕吐等。

（5）神经系统：头晕眼花、耳鸣、头痛、失眠、注意力不集中、易激动、对外界反应差等。

（6）特殊表现：异食癖和吞咽困难。

三、诊断标准

根据明确的缺铁病因和贫血临床表现及实验室检查结果即可诊断。

1. 临床症状

皮肤黏膜苍白、皮肤干燥萎缩、毛发干枯、指甲扁平不完整或反甲、口腔炎、舌炎、口角皲裂等。

2. 实验室检查

（1）贫血诊断：成年男性血红蛋白（Hb）<120g/L，成年女性<110g/L，孕妇<100g/L。

（2）贫血程度：血红蛋白在90~120g/L为轻度贫血，60~90g/L为中度贫血，小于60g/L为重度贫血。

（3）缺铁性贫血诊断：属于小细胞低色素性贫血，血片中红细胞大小不一，细胞中心淡染区扩大，平均红细胞体积（MCV）<80fl，平均红细胞血红蛋白量（MCH）<26pg，平均红细胞血红蛋白浓度（MCHC）<32%，血清铁蛋白<14 μg/L。血清铁蛋白是反映机体铁储备的敏感指标。

四、健康解决方案

查明原因，对因治疗是最基本和重要的治疗。

五、方案解析

1. 病因治疗

应积极治疗原发病，如育龄妇女月经量过多、消化道慢性疾病等慢性失血性疾病的根治或病情的控制均可达到缓解贫血的程度，甚至达到根治的目的。对于妊娠期、哺乳期女性和儿童等对铁的需求量增加的人群，应多食含铁高的食物或口服铁剂来预防铁的缺失。

2. 药物治疗

（1）补铁治疗：是治疗缺铁性贫血的首选方法，常用药物有硫酸亚铁、右旋糖酐铁、富马酸亚铁、多糖铁复合物等。

（2）中药治疗：使用中药补益气血，常用药物有阿胶口服液、阿胶原粉、阿胶乌鸡口服液、益气养血口服液等。

（3）常见药物组合方案：①铁剂（如硫酸亚铁、富马酸亚铁）+维生素C：铁剂一般为二价铁，有利于吸收和利用，维生素C有抗氧化作用，可将体内的三价铁还原为亚铁，以供机体更好地吸收利用。②中西医结合（铁剂+补血益气药）：补充铁剂，纠正机体内贮存铁的缺失。中医学认为，贫血是虚证，虚则补之。中医药在治疗贫血方面有明显的作用和独特的优势。气属阳，血属阴，两者之间有着密切的关系，互根互用，相互依赖，只有气血调和，人才健康无病。气能生血，气能行血，气能摄血，而血对气主要是载气和养气的作用，气血任何一方出现问题都会影响到对方。在补充铁剂的同时加上补血益气药，气血同补，补不碍滞，是中医调理血虚的基础、改善贫血的总则，可贯穿于治疗的始终。

六、保健贴士

1. 用药注意事项

（1）服用时间：虽然空腹服用亚铁盐吸收最好，但是其胃肠反应常使患者不能耐受，因此建议餐后服用。

（2）抑制铁剂吸收的因素：许多食物可抑制铁剂的吸收，在服用铁剂时应避免进食此类食物，如牛奶、蛋类、钙剂、磷酸盐、草酸盐、茶和咖啡等含鞣酸的食物。此外，某些药物也可抑制铁剂的吸收，如抑酸药物（质子泵抑制剂、H_2受体拮抗剂）、四环素、消胆胺（考来烯胺）、碳酸氢钠等。

（3）促进铁吸收的因素：肉类、果糖、氨基酸、脂肪、维生素C可促进铁剂的吸收。口服铁剂可加用维生素C；胃酸缺乏者与稀盐酸合用，有利于铁剂解离吸收。

2. 保健建议

（1）药学服务建议：在门店只对一般病患及症状较轻者给予营养支持，遇到重症患者、慢性失血者应建议去医院就诊。服药前需要告知患者，铁剂可引起便秘，出现黑便。

（2）合理膳食：宜多食含铁丰富的食物，如猪肝、黄豆、蔬菜、水果、大枣、蜂乳、芝麻、黑木耳等。孕妇和哺乳期妇女应当增加营养，补充铁剂；生长期儿童宜食含铁丰富的食物。

（3）改变饮食习惯：由于素菜含铁量远低于肉类，长期偏食素食者易导致体内铁缺乏，故应纠正偏食、挑食的习惯。

（4）常规护理：缺铁性贫血伴有口腔炎、舌炎患者，应注意口腔护理，勤漱口。

（5）营养支持：如营养蛋白粉、复方氨基酸胶囊、氨基酸口服液、牛初乳等。

第二节　甲状腺功能亢进症

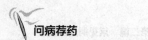

甲状腺功能亢进症（hyperthyroidism）简称甲亢，是指甲状腺功能增高、分泌激素增多或因甲状腺激素在血循环中水平增高，引起以神经、循环、消化等系统兴奋性增高和代谢亢进为主要表现的一组临床综合征。其病因包括弥漫性毒性甲状腺肿（GD）、结节性毒性甲状腺肿和甲状腺自主高功能腺瘤。GD是甲亢中最常见的类型，占全部甲亢的80%~85%，中青年女性多见，男女发病比例为1∶4~6。本节主要讨论GD。

一、常见病因

本病病因尚未完全明确，目前公认和自身免疫有关，有显著的遗传倾向。其诱发因素包括感染、外伤、精神刺激、过度疲劳、碘摄入过多等。

二、临床表现

典型病例有甲状腺分泌增多症候群、甲状腺肿及眼征。

1. 甲状腺分泌增多症候群

（1）高代谢症候群：怕热多汗，皮温增高，皮肤潮湿，可有低热，多食善饥，体重减轻，疲乏无力等。

（2）神经系统：手颤、急躁易怒、精神紧张、多言善动、失眠、注意力不集中等表现。

（3）心血管系统：气促、心动过速、心律失常等异常表现。

（4）消化系统：食欲亢进、排便次数增多或腹泻等现象。

（5）生殖系统：女性有月经减少或闭经、不孕、受孕后易流产等现象。男性可有阳痿、乳腺发育等异常。

2. 体征

不同程度的甲状腺肿大和眼球突出等特征性体征。

三、诊断标准

高代谢症状和体征、甲状腺肿大、血清甲状腺激素增高，促甲状腺激素（TSH）减低，具备以上3项诊断即可成立。

（1）症状和体征：怕热多汗、低热、体重减轻、急躁易怒、食欲亢进等甲状腺分泌增多症候群；体格检查可见甲状腺呈弥漫、对称性肿大，腺体上下极可触及震颤和闻及血管杂音；眼球突出；心率加快，一般为90~120次/分；双手臂前平举伸展时有手指细微震颤，腱反射亢进。

（2）血液检查：血清游离甲状腺激素（FT_3、FT_4）水平增加；TSH水平降低；TSH受体刺激抗体（TSAb）阳性。

四、健康解决方案

合理用药+对症处理+增强体质。

五、方案分析

1. 一般治疗

注意休息，按时作息，保证睡眠充足，劳逸结合。

2. 药物治疗

（1）抗甲状腺药物：是治疗甲亢的主要药物，常见药物有丙硫氧嘧啶、甲巯咪唑。

（2）对症治疗：有心动过速者，常用普萘洛尔（心得安）、美托洛尔（倍他乐克），改善症状，减慢心率；过度紧张、不安或失眠较重者，可给予地西泮类镇静剂。

（3）营养支持：如营养蛋白粉、牛乳钙、氨基酸、复合维生素等。

（4）常见药物组合方案：①抗甲亢药（如甲巯咪唑）+β受体拮抗药（如心得安、倍他乐克）+复合维生素B：抗甲状腺药物能够抑制甲状腺素的合成；β受体拮抗剂能够减慢心率，同时还能抑制T_4转变为T_3，上述2种药物一方面抑制甲状腺素的合成，一方面控制症状，同时辅以复合维生素B还有营养作用，是最合理搭配。②抗甲亢药（如甲巯咪唑）+甲状腺片+复合维生素B：甲状腺片可补充甲状腺激素，其与甲巯咪唑合用可降低甲状腺自身抗体和减少甲亢的复发率。

六、保健贴士

1. 用药注意事项

（1）慎用情况：抗甲状腺药物在白细胞数偏低、对硫脲类过敏、肝功能异常、肾功能减退等情况下慎用。

（2）配伍禁忌：抗甲状腺药物避免与抗凝药、高碘食物和含碘药物合用。

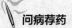

（3）特殊人群：妊娠期妇女甲亢首选丙硫氧嘧啶。

2. 保健建议

（1）增强体质：注意休息，调控情绪，保持平和的心态，避免生气少激动，加强体育锻炼增强体质，树立信心，坚持正规治疗。

（2）合理膳食：饮食必须注意高热量、高蛋白、高维生素饮食，适当补充钙、磷等。少食多餐，补充充足的水分。忌辛辣、烟、酒；忌咖啡、浓茶等兴奋性饮料。

（3）常规护理：突眼严重者注意防护，避免感染，外出戴茶色眼镜以减少强光对眼的刺激。

第八章　常见营养代谢性疾病

第一节　糖尿病

糖尿病（diabetes mellitus，DM）是一组以慢性高血糖为特征的代谢性疾病，是由于胰岛素分泌和（或）作用缺陷所引起的。长期碳水化合物、蛋白质、脂肪等代谢紊乱可引起多系统损害，导致眼、肾、神经、心脏、血管等组织器官慢性进行性病变、功能减退及衰竭。糖尿病是常见病、多发病，目前已经成为继心血管疾病、肿瘤之后的第三大杀手。其患病率正随着人民生活水平的提高、人口老化、生活方式的改变而迅速增加，我国成年人糖尿病患病率达9.7%。

一、常见病因

糖尿病的病因尚未完全阐明。目前公认糖尿病不是唯一病因所致的单一疾病，而是复合疾病的综合征，与遗传、自身免疫及环境因素有关。糖尿病分为两种类型（见表2-8-1）。

1型糖尿病（T1DM，胰岛素依赖型）：自身免疫性疾病，胰岛β细胞破坏，体内胰岛素绝对缺乏，必须终身使用胰岛素进行治疗。

表2-8-1　1型和2型糖尿病的区分

	1型糖尿病	2型糖尿病
发病年龄	多发生于青少年	多发生于40岁以上成年人和老年人，多数患者体型肥胖
临床表现	起病较急，病情较重 多有烦渴、多饮、多食、多尿、消瘦疲乏等，症状明显或较严重者偶有酮症倾向	起病缓慢，病情较轻，甚至不少患者无代谢紊乱症状，在非应激情况下不发生酮症

2型糖尿病（T2DM，非胰岛素依赖型）：也叫成人发病型糖尿病，多在35~40岁之后发病，占糖尿病患者90%以上。从以胰岛素抵抗为主伴胰岛素进行性分泌不足发展到以胰岛素进行性分泌不足为主伴胰岛素抵抗。

二、临床表现

1. 代谢紊乱症候群

许多糖尿病患者无明显症状，部分可有多尿、多饮、多食、体重减轻的“三多一少”代谢紊乱症候群。

2. 慢性并发症

（1）大血管病变：冠心病、脑血管病、肾动脉硬化、肢体动脉硬化等大血管病变。

（2）微血管病变：糖尿病视网膜病变、糖尿病肾病、糖尿病神经病变等微血管病变。

（3）神经病变：以周围神经病变最常见，通常为肢端感觉异常，分布如袜子或手套状，伴麻木、针刺、灼热、踏棉垫感，随后有肢体疼痛。

（4）感染性病变：如糖尿病皮肤病变、肾盂肾炎、膀胱炎等。

三、诊断标准

典型的糖尿病症状及体征，血糖检查结果增高，具备以上两项即可诊断。

（1）有典型糖尿病症状：多饮、多食、多尿、体重减少等，“三多一少”是诊断糖尿病的重要线索。

（2）体征：并发症出现后，则出现相应体征，如糖尿病肾病所致的水肿、神经性病变所致的肌萎缩等。

（3）血糖检查：血糖升高是诊断糖尿病的主要依据，也是判断糖尿病病情和控制情况的主要指标。任意时间血浆葡萄糖≥11.1mmol/L，或空腹血糖≥7.0mmol/L，或葡萄糖耐量试验中，2小时血浆葡萄糖水平≥11.1mmol/L，符合上述任何一条标准，并在另一天以上述任一标准再测一次予以核实，诊断即可成立。

四、健康解决方案

糖尿病教育+医学营养治疗+运动疗法+血糖监测+药物治疗。

五、方案解析

（一）糖尿病教育

糖尿病教育是重要的基础管理措施，是决定糖尿病管理成败的关键。每位糖尿病患者均应接受全面糖尿病教育，充分认识糖尿病，并掌握自我管理技能。

（二）医学营养治疗

确定合理的总能量摄入，合理、均衡地分配各种营养物质，恢复并维持理想体重。确定每日饮食总热量和糖类、蛋白质、脂肪的组成后，将热量换算成食品后制定食谱，并根据生活习惯、病情和配合药物治疗需要进行安排。可按每日三餐分配为1/5、2/5、2/5或1/3、1/3、1/3。

（三）运动治疗

运动可增加胰岛素敏感性，有助于控制血糖和体重。要有规律地进行合适的运动，循序渐进，并长期坚持。

（四）血糖监测

患者应用便携式血糖仪进行自我血糖监测，指导调整治疗方案。

（五）药物治疗

治疗糖尿病的药物作用机制各异，在选药上要依据糖尿病的分型、体重、肥胖、血糖控制情况、并发症、个体差异等因素综合考虑。

1. 2型糖尿病的药物治疗

（1）双胍类：常用药物是二甲双胍，为2型肥胖型糖尿病患者的首选。

（2）磺脲类：常用药物有格列本脲、格列吡嗪、格列齐特、格列喹酮等，主要应用于新诊断的2型非肥胖型糖尿病和用饮食、运动治疗血糖控制不理想的患者。

（3）格列奈类：常用药物有瑞格列奈、那格列奈等，较适合于2型糖尿病早期餐后高血糖阶段或以餐后高血糖为主的老年患者。

（4）噻唑烷二酮类：常用药物有罗格列酮、吡格列酮等，餐后血糖升高为主，伴餐前血糖轻度升高患者首选。

（5）α-葡萄糖苷酶抑制剂：常用药物有阿卡波糖、伏格列波糖等，单纯餐后血糖高，而空腹和餐前血糖不高患者首选。

2. 常见药物组合方案

（1）磺脲类降糖药（如格列齐特）+双胍类（如二甲双胍缓释片）：这两种药物联合能够增强降糖效果，适用于单用一种药物治疗效果不理想的糖尿病患者。

（2）磺脲类降糖药物（如格列吡嗪）+α-葡萄糖苷酶抑制剂（如阿卡波糖片）：两类降糖药联用能增强降糖效果，减少单独用药剂量，从而在一定程度上减少药物副作用，是一对黄金搭档用药。

（3）双胍类（如二甲双胍缓释片）+α-葡萄糖苷酶抑制剂（如阿卡波糖片）：这两种药物联用主要用于肥胖的2型糖尿病患者，可同时降低空腹及餐后血糖，且不会发生低血糖反应，降糖效果较理想。

（4）胰岛素增敏剂（如罗格列酮）+胰岛素：胰岛素增敏剂可减少胰岛素抵抗，其与胰岛素联合应用，主要用于胰岛素用量较大的糖尿病患者，因其可减少胰岛素用量，从而在一定程度上减少高胰岛素对人体的损害。

（5）α-葡萄糖苷酶抑制剂（如阿卡波糖片）+胰岛素：阿卡波糖片能够降低餐后血糖，其与胰岛素联合应用，适用于单用胰岛素降糖效果不理想，特别是餐后血糖较高的患者，两者联用可减少胰岛素的用量，确保患者任意时间的血糖均控制理想，从长期效果看可减少慢性并发症。

表2-8-2　各种胰岛素制剂的特点

作用类别	制剂	作用特点
短效	普通胰岛素	起效快、作用时间短、用于控制一顿饭后血糖
中效	低精蛋白锌胰岛素混悬液 慢胰岛素锌混悬液	主要用于提供基础胰岛素，可控制两餐饭后高血糖，以第二餐为主
长效	精蛋白锌胰岛素混悬液 特慢胰岛素锌混悬液	无明显的作用高峰，主要提供基础水平的胰岛素

3. 1型糖尿病的药物治疗

此型患者的胰岛素分泌不足，可选用胰岛素（见表2-8-2），或与α-葡萄糖苷酶抑制剂、双胍类降糖药联合应用。

胰岛素使用原则和方法：胰岛素治疗应在综合治疗基础上进行；胰岛素治疗方案应力求模拟生理性胰岛素分泌模式；从小剂量开始，根据血糖水平逐渐调整至合适的剂量。

六、保健贴士

1. 用药注意事项

（1）个体化：药物治疗应根据患者整体情况，制定个体化的治疗方案。

（2）预防低血糖：应用降糖药时注意避免诱发低血糖和休克，应提示患者注意一旦出现低血糖，立即口服葡萄糖水和糖块、巧克力、甜点等。

（3）注射胰岛素注意事项：①注射时宜变换注射部位，两次注射点要间隔2cm；②未开启的胰岛素应冷藏保存；③使用中的胰岛素笔芯不宜冷藏，可与胰岛素笔一起使用或随身携带。

2. 保健建议

（1）糖尿病教育：教育糖尿病患者正确认识糖尿病，树立战胜疾病的信心，坚持长久、持续治疗，并学会一些基础的治疗和监测方法，如胰岛素笔的正确使用、家庭血糖测定。随身携带糖块，以备低血糖时急用。制定个性化饮食方案、科学合理饮食是糖尿病基础治疗的重要措施。

（2）糖尿病食疗原则：限制高糖高脂食物，并减少盐分摄取。严格限制肝、肾、脑、蛋黄等含胆固醇较高的动物性食品，每日控制在300mg以下；忌食含碳水化合物较多的马铃薯、芋头、粉条、糖、蜂蜜及各种甜食等。选择优质蛋白质，植物性食品以豆制品为佳，动物蛋白以鱼和瘦肉为宜。多吃高纤维食物，如糙米、燕麦、蔬菜、水果等；多吃有益于降血糖的食物，如苦瓜、芹菜、胡萝卜、大蒜等；多吃含镁等食物，如紫菜、芝麻、蘑菇及豆制品。可选用蜂胶、深海鱼油、卵磷脂、蛋白质粉、复合氨基酸、苦瓜胶囊、β-胡萝卜等营养补充剂改善体质。

（3）适当运动：适当参加体力劳动和锻炼，如慢跑、快走、爬楼等，每天坚持20~30分钟，可改善糖代谢，同时可减轻体重，以免过胖。

（4）常规护理：注意个人卫生，勤洗澡、更换衣服，预防感染。

第二节　痛风及高尿酸血症

痛风和高尿酸血症是嘌呤代谢障碍引起的代谢性疾病，但痛风发病有明显的异质性，除高尿酸血症外，还表现为急性关节炎、痛风石、慢性关节炎、关节畸形、慢性间质性肾炎和尿酸性尿路结石，高尿酸血症患者只有出现上述临床表现时，才称之为痛风。痛风可分为原发性和继发性两种，多见于40岁以上的男性，女性多在更年期后发病，常有家族遗传病史。

一、常见病因

临床分为原发性和继发性两类。

（1）原发性痛风：多由遗传因素和环境因素共同致病，大多数为尿酸排泄障碍，少数为尿酸生产增多，常与肥胖、糖脂代谢紊乱、高血压、动脉硬化和冠心病等聚集发生，具有家族史。

（2）继发性痛风：主要由于肾脏疾病致尿酸排泄减少，骨质增生性疾病及放疗致尿酸生产增多，某些药物抑制尿酸的排泄等多种原因所致。

二、临床表现

1. 无症状期

高尿酸血症期血尿酸水平升高，但是没有疼痛、关节炎等临床表现。

2. 急性痛风性关节炎

急性痛风性关节炎常见特点：①多在午夜或清晨突然起病，关节剧痛，呈撕裂样、刀割样或咬噬样，数小时内出现受累关节的红、肿、热、痛和功能障碍；②以足部第一跖趾关节为重，其次累及指、趾关节和腕、踝、膝、肘关节；③发展常呈自限性，多于数天或2周内自行缓解；④关节液或皮下痛风石抽吸物中发现双折光的针形尿酸盐结晶是确诊本病的依据。

3. 痛风石及慢性关节炎期

痛风石是痛风的特征性临床表现，多见于耳垂、耳郭、手指、肘部等处，外观为隆起的大小不一的黄白色赘生物，破溃后可排出白色粉状或糊状物。

4. 痛风性肾病

尿酸结晶形成肾结石，出现肾绞痛或血尿；在肾间质沉积及阻塞肾集合管而形成痛风肾，可出现蛋白尿、高血压、肾功能不全等表现。

三、诊断标准

男性和绝经后女性血尿酸 >420 μmol/L，绝经前女性 >358 μmol/L 可诊断为高尿酸血症。如出现特征性关节炎表现、尿路结石或肾绞痛发作，伴有高尿酸血症应考虑痛风，关节液穿刺或痛风石活检证实为尿酸盐结晶可做出诊断。

（1）体格检查：可见关节红肿热痛、痛风结节。

（2）血液检查：血尿酸测定，血尿酸波动较大，应反复监测。

（3）尿液检查：尿尿酸测定。

（4）关节X线：急性期可见非特征性软组织肿胀；慢性期可见软骨边缘破坏，关节面不规则。

四、健康解决方案

适当调整生活方式和饮食习惯是痛风长期治疗的基础。一般临床对原发性高尿酸血症与痛风的防治目标是控制高尿酸血症，预防尿酸盐沉积，迅速终止急性关节炎的发作，防止尿酸结石形成和肾功能损害。

五、方案解析

（一）一般治疗

改变生活习惯和饮食习惯，避免高嘌呤饮食，保持理想体重，每日饮水应在2000ml以上。

（二）药物治疗

1. 高尿酸血症的治疗

使用促进尿酸排出药或抑制尿酸生成的药物，使尿酸维持在正常范围，预防急性期的发作及防止痛风结石的形成。

（1）排尿酸药：常用药物有苯溴马隆、丙磺舒。

（2）抑制尿酸生成药物：常用药物有别嘌醇、非布索坦。

（3）碱性药物：适当碱化尿液，防止泌尿系结石发生，常用药物有碳酸氢钠、枸橼酸钠等。

2. 急性期关节炎的治疗

（1）秋水仙碱：为急性发作的传统药物，是治疗急性痛风的首选药物，因其药物毒性现已少用。

（2）非甾体抗炎药：可有效缓解急性痛风症状，为急性痛风关节炎的一线用药。常用药物有吲哚美辛、双氯酚酸钠、布洛芬、罗非昔布、塞来昔布。

（3）糖皮质激素：能迅速缓解症状。上述药物治疗无效或不能使用时，可短程使用糖皮质激素，常用药物有泼尼松等。

3. 常见药物组合方案

（1）非甾体抗炎药（如吲哚美辛）+秋水仙碱：秋水仙碱对本病有特效，能够减少引起疼痛发作的炎症因子，因而有消炎止痛的作用。非甾体抗炎药有消炎止痛作用，但其作用的环节与秋水仙碱不同，因此两者联用能够互相补充，增强疗效，主要用于痛风急性发作期。

（2）非甾体抗炎药（如吲哚美辛）+泼尼松：泼尼松为糖皮质激素，能够降低体温，减轻炎症反应。吲哚美辛为非甾体抗炎药，除有消炎止痛作用外，还能促进尿酸排出。吲哚美辛和泼尼松联用主要用于病情严重而秋水仙碱治疗无效或有禁忌证的患者。

（3）抑制尿酸生成药（如别嘌醇）+碱性药物（碳酸氢钠）：别嘌醇能够减少尿酸的生成，是抑制尿酸合成的药物。小苏打片即碳酸氢钠，能够碱化尿液，减少尿酸盐结晶的形成。因而上述两种药物联用适用于肾功能减退及每日尿酸排出量高于600mg者，针对痛风间歇期及慢性期的治疗。

六、保健贴士

1. 用药注意事项

（1）定期复查：用药前及用药期间应定期检查血尿酸及24小时尿酸水平，以此作为调整药物剂量的依据。

（2）关注不良反应：秋水仙碱不良反应较多，不宜长期应用，胃肠道反应是严重中毒的前驱症状，一旦出现应立即停药。

（3）用药禁忌：痛风急性期禁用别嘌醇、丙磺舒、苯溴马隆，也不宜用阿司匹林镇痛。避免应用可导致血尿酸水平升高的药物，如胰岛素、氢氯噻嗪、环孢素、抗生素、抗肿瘤药物等。禁用影响尿酸排泄的药物，如氢氯噻嗪类利尿剂、呋塞米、烟酸、乙胺丁醇、阿司匹林、吡嗪酰胺等。

2. 保健建议

（1）保持健康生活方式：避免摄入高嘌呤食物（如动物内脏、海鲜、肉汤、干豌豆等）；戒烟限酒；加强锻炼，控制体重；增加碱性食物的摄取，如香蕉、西瓜、南瓜、苹果、草莓等；增加饮水（每天2000ml以上）有利于促进尿酸排出。

（2）避免诱因：避免过度劳累、紧张、寒冷、受湿及关节损伤等诱发因素。

（3）常规护理：急性发作期患者应卧床休息，抬高患肢，至少应休息至关节疼痛缓解72小时后方可恢复活动。

（4）营养支持：可选用蚂蚁粉、鲨鱼软骨素、钙镁D、蜂胶、多种微生物等营养补充剂进行调理。

第三节 原发性骨质疏松症

骨质疏松症（osteoporosis，OP）是一种以骨量降低和骨组织微结构破坏为特征，导致骨脆性增加和易于骨折的代谢性骨病。本病是老年人的一种常见病，目前我国60~69岁的老年人发病率达到50%~70%，老年男性发病率约为30%。原发性骨质疏松症可分为Ⅰ型和Ⅱ型，Ⅰ型即绝经后骨质疏松症，Ⅱ型即老年性骨质疏松症。

一、常见病因

（1）内分泌性因素：老年人由于性激素的缺乏（尤其是雌激素）、肾功能减退等原因导致骨丢失加速而致病。

（2）营养性因素：吸烟、酗酒、钙和维生素D摄入不足、蛋白质摄入不足、营养不良等。

（3）遗传性因素：成骨不全，染色体异常。

（4）药物因素：皮质类固醇、抗癫痫药、抗肿瘤药、肝素等。

（5）不良的生活方式和生活环境：体力活动过少、长期卧床等。

二、临床表现

（1）骨痛和肌无力：为骨质疏松最常见的症状，以腰背疼痛、乏力或全身骨痛多见，骨痛通常为弥漫性，无固定部位，检查不能发现压痛区，并有反复发生、自行缓解等发病特点。乏力常于劳累和活动后加重，负重能力下降。

（2）脊柱变形：脊柱畸形、驼背、身高缩短等症状。

（3）脆性骨折：轻微活动、创伤、弯腰、负重、挤压、跌倒等原因而骨折，易发骨折的部位是脊柱、髋部和前臂。

（4）并发症状：驼背和胸廓畸形，常伴有胸闷、气短、呼吸困难等伴随症状。

三、诊断标准

详细的病史和症状体征是临床诊断的基本依据，但确诊有赖于X线照片检查，并确定是低骨量。

（1）症状和体征：可完全无体征或有不同程度的脊柱畸形、驼背。

（2）骨密度检测：骨密度降低程度大于等于2.5个标准差即提示骨质疏松。

（3）X线检查：通过X线确定骨折部位、类型和程度。

四、健康解决方案

综合治疗+早期治疗+个体化治疗，减轻症状，改善预后，降低骨折发生率。

五、方案解析

（一）制定治疗方案

遇到此类患者，门店需根据病因和临床表现详细询问患者，建议患者到专科医生诊断并制定个体化治疗方案。

（二）药物治疗

1. 补充钙制剂和维生素D

常用药物有碳酸钙、葡萄糖酸钙、乳酸钙、枸橼酸钙、活性钙、维生素AD、阿法骨化醇等。

2. 对症治疗

疼痛时给予止痛药，如阿司匹林、双氯芬酸钠、塞来昔布、萘丁美酮等。

3. 特殊治疗

（1）性激素补充：雌激素补充，如雌二醇、己烯雌酚、结合雌激素、尼尔雌醇；雄激素补充，如睾酮、雄烯二酮、二氢睾酮等。

（2）骨吸收抑制剂：雌（雄）受体调节剂、二磷酸盐、降钙素等。

（3）骨形成刺激剂：甲状旁腺素、氟制剂等。

4. 保护关节药

仙灵骨葆胶囊、氨基葡萄糖、蚝壳粉复合片等。

5. 常见药物组合方案

（1）钙剂+维生素D（如维D_2磷酸氢钙片）+骨吸收抑制剂（阿仑膦酸钠）：三联药物治疗为目前治疗老年性骨质疏松较为公认的治疗方案。

（2）钙制剂+维生素D+雌激素/选择性雌激素受体调节剂（雷洛昔芬）：是防治女性绝经后骨质疏松的有效措施。

（3）雌激素（如己烯雌酚）+孕激素（如黄体酮）+钙剂（如乳酸钙）：适用于绝经期后骨质疏松，其效果较好，可防止病情发展，对预防闭经后骨质疏松的发生也有疗效。雌激素试用期间应定期做妇科和乳房检查。

六、保健贴士

1. 用药注意事项

（1）预防用药：提倡围绝经期就开始应用雌激素，预防骨质疏松的发生。

（2）用药禁忌：双磷酸盐严重肾功能不全、低钙血症者禁用；不宜与非甾体抗炎药联合应用。

（3）服用注意事项：口服双磷酸盐应于早晨空腹给药，建议用足量水送服，保持坐位或立位，服后30分钟内不宜进食和卧床，不宜喝牛奶、咖啡、茶及含钙的饮料。补充钙剂以清晨和睡前各用1次为佳，最好是餐后1小时服用。

（4）其他：大量连续应用维生素D可发生中毒。降钙素应用前宜作皮肤敏感试验。

2. 保健建议

（1）保持健康生活习惯：戒烟少酒，多晒太阳，适量运动。

（2）合理的饮食：提倡低钠、高钾、高钙饮食，摄入足够的钙、维生素D、优质蛋白的食物等。多进食富含异黄酮类食物（各种豆制品）对保存骨量有一定的作用。

（3）预防跌倒与外伤：锻炼是预防和治疗骨质疏松的重要措施，建议缓慢开始，逐渐增加活动量，每天行走30分钟，每周2~3次抗阻运动。

（4）营养支持：选用大豆异黄酮、鱼肝油、液体钙、牡蛎壳、钙镁D、胶原蛋白、蚝壳粉、多种维生素、蛋白质粉等营养补充剂进行调理。

第九章　常见免疫性疾病

第一节　类风湿关节炎

类风湿关节炎（rheumatoid arthritis，RA）是以侵蚀性、对称性多关节炎为主要临床表现的慢性、全身性自身免疫性疾病。此病是造成人类丧失劳动力和致残的主要原因之一。其病因和发病机制仍不完全清楚，是遗传易感因素、环境因素及免疫系统失调等各种因素综合作用的结果。在我国患病率为0.32%~0.36%。此病可发生于任何年龄，80%的患者发病于35~50岁，女性患者约是男性患者的3倍。

一、常见病因

（1）环境因素：目前认为一些感染可能通过激活T、B等淋巴细胞，分泌致炎因子，影响类风湿关节炎的进展。

（2）遗传易感性：家系调查类风湿关节炎患者的一级亲属患病的概率为11%。

（3）免疫紊乱：是类风湿关节炎的主要发病机制。

二、临床表现

多以缓慢隐匿的方式起病，在出现明显关节症状前可有数周的低热，以后逐渐出现典型关节症状。

1. 关节症状

（1）晨僵：晨起后关节及其周围僵硬感，持续时间超过1小时。此症状出现在95%以上的类风湿关节炎患者。

（2）关节痛与关节肿：关节痛往往是最早的症状，多呈对称性、持续性关节痛、关节肿胀的表现。

（3）关节畸形：最为常见的关节畸形是腕和肘关节强直、掌指关节的半脱位等。

（4）关节功能障碍：关节肿痛和结构破坏都引起关节的活动障碍。

2. 关节外表现

类风湿结节，类风湿血管炎，肺、胃肠道、心脏等脏器受累出现相关症状。

三、诊断标准

类风湿关节炎诊断主要依据临床表现、实验室检查和影像学检查三方面。

（1）症状和体征：①关节内或周围晨僵持续至少1小时；②至少同时有3个关节区软组织肿或积液；③腕、掌指、近端指间关节区中，至少一个关节区肿；④对称性关节炎；⑤类风湿结节。

（2）血液检查：血清类风湿因子（RF）阳性、抗环瓜氨酸肽（CCP）抗体阳性。

（3）X线检查：提示至少有骨质疏松和关节间隙狭窄。

四、健康解决方案

目前此病不能根治，治疗的主要目标是达到临床缓解，即没有明显的炎症活动症状和体征。治疗原则是按照早期、达标、个体化方案治疗，注意休息保养、坚持用药、密切监测病情，减少致残。

五、方案解析

1. 一般治疗

争取早期诊断、早期治疗、减轻关节症状、减少关节破坏、保护关节功能。注意休息，急性期关节制动、恢复期关节功能锻炼或理疗等。

2. 药物治疗

（1）非甾体抗炎药：常用药物有塞来昔布、萘普生、双氯芬酸钠、吲哚美辛、布洛芬等。

（2）抗风湿药：改善病情，常用药物有甲氨蝶呤（MTX）、柳氮磺胺吡啶、羟氯喹和氯喹、来氟米特等。

（3）糖皮质激素：常用药物有泼尼松、地塞米松等。

（4）中药制剂：常用药物有雷公藤、青藤碱、白芍总苷等。

（5）生物制剂：常用药物有肿瘤坏死因子拮抗剂，包括依那西普、英夫利西单抗、阿达木单抗；白细胞介素-6（IL-6）拮抗剂；IL-1拮抗剂，包括阿那白滞素。

（6）常见药物组合方案：①非甾体类抗炎药（如双氯芬酸钠、美洛昔康）+甲氨蝶呤：非甾体类抗炎药有消炎止痛的作用，起效快，是治疗类风湿关节炎的首选药物；甲氨蝶呤为免疫抑制剂，能够抑制细胞的增殖，治疗类风湿关节炎疗效是肯定的，上述两种药物治疗类风湿关节炎，效果确凿。②非甾体抗炎药（如阿司匹林）+糖皮质激素（如泼尼松）+雷公藤多苷：非甾体抗炎药起消炎止痛、控制症状的作用；糖皮质激素同时有抗炎和抑制免疫反应、减轻组织水肿的作用；雷公藤多苷具有消炎解毒、祛风湿的功效，与上述药物联合可增强疗效，缩短激素应用时间。③吲哚美辛+柳氮磺吡啶+泼尼松：这种治疗方案称为下台阶方案，目的是多种药物联合尽快缓解病情，治疗见效后再慢慢逐一减药，最后用吲哚美辛以最小剂量维持，巩固疗效。

六、保健贴士

1. 用药注意事项

（1）用药禁忌：避免同时选用2种以上非甾体抗炎药。

（2）特殊人群用药：老年人宜选用半衰期短的非甾体抗炎药；有胃溃疡病史者宜服用选择性环氧合酶-2（COX-2）抑制剂，以减轻胃肠道的不良反应。

（3）定期检查：口服抗风湿药均有较大的副作用，应叮嘱患者定期体检，尤其是对白细胞的监测。

2. 保健建议

（1）避免感冒：注意气候和环境变化，及时做好预防，避免风寒感冒，以有利于疾病康复。

（2）适当锻炼：适当锻炼，增强身体素质，但急性期患者应卧床休息，注意体位，枕头不能过高，应睡硬床，膝盖下不要放枕垫，以免关节变形；平时多注意手的抓、捏、握等功能锻炼，缓解期可参加游泳、骑车、散步、打太极拳等较轻松的活动。

（3）合理饮食：含微量元素的鱼油、夜樱草油、苹果醋、蒜、蜂蜜、藻类、蜂王浆、人参等食物能使类风湿关节炎患者症状缓解，减轻疼痛和肿胀的关节数，延缓疲劳，应多食；谷类、奶制品（牛奶、羊奶、酸奶、奶酪等）、茶、咖啡、柑橘属的水果可使病情加重，应适当少食。

（4）预防骨质疏松：注意补充钙剂和维生素D以防止骨质疏松。

（5）营养支持：适当补充营养，增加优质蛋白和高纤维素食物。可选用蚂蚁粉、鲨鱼软骨素、钙镁D、胶原蛋白、蚝壳粉等营养补充剂进行调理。

第二节　系统性红斑狼疮

系统性红斑狼疮（systemic lupus erythematosus，SLE）是一种有多系统损害的慢性自身免疫性疾病，其血清具有以抗核抗体为代表的多种自身抗体。全球平均患病率为12~39/10万，在全世界的种族中，汉族人SLE发病率位居第二，以女性多见，尤其是20~40岁的育龄女性。通过早期诊断及综合治疗，本病的预后较前明显改善。

一、常见病因

（1）遗传：多年研究已证明，此病因多个基因在某种环境下相互作用改变了正常免疫耐受性而致病，且大部分病例不显示有遗传性。

（2）环境因素：阳光、化学试剂、药物、微生物病原体等可诱发此病。

（3）雌激素：女性患病率明显高于男性。

二、临床表现

（1）全身症状：约90%的患者在病程中出现低中度发热，此外有疲倦、乏力、体重下降等全身症状。

（2）皮肤及黏膜表现：80%患者在病程中出现面部蝶形红斑、光过敏、盘状红斑、肢端红斑、脱发、口腔溃疡等皮肤黏膜损害表现。

（3）浆膜炎：半数以上患者在急性期出现多发性浆膜炎，包括双侧中小量胸腔积液。

（4）肌肉关节表现：关节痛是常见症状之一，常出现对称性关节疼痛、肿胀，肌痛、肌无力等症状。

（5）肾脏表现：肾脏受累主要表现为蛋白尿、血尿、管型尿、肾性高血压等异常。

（6）其他系统表现：心包炎、食欲减退、腹痛腹泻、白细胞和血小板减少、唾液腺和泪腺功能不全、眼底变化、情绪障碍、癫痫等异常。

三、诊断标准

系统性红斑狼疮的诊断普遍采用美国风湿病学会1997年推荐的SLE分类标准，该分类标准的11项中，符合4项或以上者，在除外其他病因后，可诊断。11项指标包括颊部红斑、盘状红斑、光过敏、口腔溃疡、关节炎、浆膜炎、肾脏病变、神经病变、血液学疾病、免疫学异常、抗核抗体滴度异常。

四、健康解决方案

早期诊断、早期治疗。处于活动期且病情重者，予强有力的药物控制，病情缓解后，则接受维持性治疗，保护重要脏器功能并减少药物副作用。

五、方案解析

1. 一般治疗

及早发现和及早治疗感染，进行心理治疗使患者树立乐观情绪。

2. 药物治疗

（1）糖皮质激素：治疗SLE的主要药物，一般选用泼尼松、甲基泼尼松龙。

（2）免疫抑制剂：常用环磷酰胺、硫唑嘌呤等。

（3）增强抵抗力药：常用免疫球蛋白。

（4）抗磷脂抗体综合征：常用药物有阿司匹林、华法林等。

（5）其他：对有高血压、血脂异常、糖尿病、骨质疏松等患者给予相应的治疗。

（6）常用药物组合方案：①肾上腺皮质激素+免疫抑制剂：此方案是主要的治疗方案。激素的应用可尽快控制病情，加用免疫抑制剂有利于更好地控制系统性红斑狼疮活动，保护重要脏器，减少复发，减少长期激素的需要量和副作用。②羟氯喹+非甾体抗炎药：以皮损、发热和关节痛为主要症状者选用此方案。非甾体抗炎药有解热镇痛作用，可缓解相关症状。羟氯喹具有显著的抗炎效应，可通过抑制成纤维细胞的生长和结缔组织的沉积，进而抑制关节炎患者滑膜的增生，还可以通过影响紫外线吸收并阻挡紫外线对皮肤的损害。两药联用能更好地缓解症状，控制病情，若无效尽早服用激素。

六、保健贴士

1. 用药注意事项

（1）用药禁忌：避免使用可能诱发SLE的药物，如甲基多巴、氯丙嗪等。注意避免使用含雌激素的药品，如紫河车、避孕药等。

（2）定期检查：若长期服用免疫抑制剂，需定期查血常规和肝功能。激素服用期间需监测血压和血糖的变化，尽可能小剂量应用。服用羟氯喹半年左右应检查眼底，另外用药前后应查心电图，有窦房结功能不全、心率缓慢、传导阻滞等心脏病患者禁用。

2. 保健建议

（1）心理疏导：与患者沟通，使其对疾病治疗树立信心，保持乐观情绪，合理饮食，定期复查。

（2）规范用药：不要乱用药，不要突然停药。

（3）避免诱发因素：避免强阳光暴晒和紫外线照射；避免进食可诱发狼疮的食物，如含补骨脂素的芹菜和无花果。此外，蘑菇和烟熏食物等能加强光过敏的食物也需避免。不要过度疲劳。

第十章　常见儿科疾病

儿科学是临床医学范畴中的二级学科，其研究对象是胎儿至青春期的儿童，研究内容为儿童的生长发育规律及其影响因素、儿童时期各种疾病的病因、临床表现、诊断、治疗以及预防等。与其他临床学科相比，儿科学具有自己的特点，根本原因在于儿科学研究的对象是儿童，其个体差异和年龄差异都非常大；对疾病造成损伤的修复能力强；自主防御能力较弱。目前我国儿童的主要健康问题从整体上看还是集中在感染性和营养性疾病，这将是以后儿科工作的重点与难点。

第一节　营养缺乏引起的疾病

营养是指人体获得和利用食物维持生命活动的整个过程。食物中经过消化、吸收和代谢能够维持生命活动的物质称为营养素。营养素包括能量、宏量营养素、微量营养素和其他膳食成分。其中微量营养素包括矿物质和维生素。由于人体不能自身合成微量营养素，必须从外界获取，所以当各种因素使微量营养素的摄入长期不足时，就会产生各种缺乏症状。目前，虽然儿童因蛋白质、能量缺乏所致的营养不良已显著减少，但微量营养素缺乏的儿童仍然在世界各地广泛存在，并在发展中国家更为严峻。

一、维生素A缺乏症

维生素A缺乏症是指机体所有形式和任何程度的维生素A不足的表现，是全球范围内普遍存在的公共卫生营养问题。大约有1.27亿学龄前儿童存在维生素A缺乏。

（一）维生素A的吸收代谢与生理功能

1. 维生素A的吸收与代谢

维生素A是指具有全反式视黄醇生物活性的一组类视黄醇物质，包括视黄醇、视黄醛、视黄酯及视黄酸。维生素A主要有两大来源，一类是动物性食物的视黄醇；另一类是植物类食物，如能成为维生素A原的类胡萝卜素。维生素A在小肠细胞吸收，通过淋巴系统入血，转运至肝脏酯化供血液外周利用。

2. 维生素A的生理功能

（1）构成视觉细胞内的感光物质。

（2）影响上皮稳定性、完整性。

（3）促进生长发育和维护生殖功能。

（4）维持和促进免疫功能。

（5）影响造血。

（二）病因

（1）原发性因素：常见于5岁以下儿童。主要因维生素A和胡萝卜素很难通过胎盘进入胎儿体内，如果出生后未得到充足补充，就极易出现维生素A缺乏病。

（2）消化吸收：维生素A为脂溶性维生素，它和胡萝卜素在小肠的消化吸收都依靠胆盐的帮助，膳食中脂肪含量与它们的吸收密切相关。因此，膳食中脂肪含量过低、胃肠功能紊乱等因素均可影响其消化吸收。

（3）储存利用：任何影响肝脏功能的疾病都会影响维生素A在体内的储存量，导致维生素A缺乏。一些消耗性传染病，尤其是儿童疾病中的麻疹、猩红热、肺炎和结核病等都会使体内的维生素A大量消耗，同时因食欲不振或消化功能紊乱又减少摄入，导致缺乏。

（三）临床表现

（1）眼部表现：眼部的症状和体征是维生素A缺乏病的早期表现。夜盲症或暗光中的视物不清最早出现。经数周后，出现干眼症表现，继而角膜发生干燥、浑浊、软化、畏光、眼痛等。常用手揉搓眼部可导致感染，严重时可致失明。

（2）皮肤表现：初期仅感皮肤干燥、易脱屑、有痒感，渐渐至上皮角化增生、汗液减少、毛发干燥、失去光泽，易脱落，指（趾）甲变脆易折、多纹等。

（3）生长发育障碍：主要影响儿童的骨骼系统生长发育，表现为身高落后，牙齿釉质易剥落，失去光泽，易发生龋齿。

（4）感染易感性增高：免疫功能低下，主要表现为反复消化道和呼吸道感染性疾病发生，且易迁延不愈，增加疾病的发病率和死亡率。这是当前重视对亚临床型或可疑亚临床型维生素A缺乏症干预的重要原因。

（5）贫血：维生素A缺乏时会出现贮存铁增加、外周血血清铁降低、类似于缺铁性贫血的小细胞低色素性贫血。

（四）诊断要点

有明确摄入不足或消耗增加的病史，以及明显的临床表现者即可做出临床诊断。

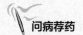

相关检查如血浆视黄醇水平检测、血浆视黄醇结合蛋白测定、尿液脱落细胞检查、暗适应检查等均可辅助诊断本病。

（五）健康解决方案

调整饮食，去除病因，尽早进行维生素A的补充治疗。

（六）方案解析

1. 调整饮食，去除病因

提供富含维生素A的动物性食物或含胡萝卜素较多的深色蔬菜。

2. 维生素A制剂治疗

有维生素A、维生素AD、鱼肝油等（具体见表2-10-1）。

表2-10-1　常规与年龄相适宜的预防与治疗性维生素A大剂量补充建议

年龄	治疗性	预防性	频率
<6月龄	50000IU	50000IU	在10周龄、14周龄、16周龄接种及脊髓灰质炎疫苗接种时
6~11月龄	100000IU	100000IU	每4~6个月1次
>1岁	200000IU	200000IU	每4~6个月1次
妇女	200000IU	400000IU	产后6周内

3. 眼部局部治疗

除全身症状外，对比较严重的维生素A缺乏症患者常需眼部的局部治疗。为预防结膜和角膜发生继发感染，可采用0.25%氯霉素眼药水、0.5%红霉素眼膏、金霉素眼膏治疗，每日3~4次，可减轻结膜和角膜干燥不适。

（七）保健贴士

1. 用药注意事项

维生素A使用过量不易吸收，且易在人体造成蓄积中毒，故不能大剂量长期应用，应维持适当剂量使用。

2. 保健建议

（1）平时注意膳食的营养平衡，充分供给含维生素A和胡萝卜素的食物。

（2）婴幼儿时期提倡母乳喂养。若人工喂养需添加低脂牛奶、豆类食品、红薯粉及蛋类等，此外可加胡萝卜水、菠菜水、西红柿汁等。早产婴儿吸收脂肪及维生素A的能力弱，宜早予口服维生素A，每日服2000IU，儿童需服3000~3300IU。

二、维生素B缺乏症

维生素B包括维生素B_1、维生素B_2、维生素B_6、维生素B_{12}、烟酸、泛酸、叶酸等，均属于水溶性维生素。B族维生素是推动体内代谢，将糖、脂肪、蛋白质等转化成热量不可缺少的物质。儿童时期缺乏B族维生素不仅影响儿童的生长与发育，还可导致某些疾病，如消化系统、神经系统问题，产生严重后果。

（一）维生素B的营养代谢与生理功能

B族维生素是维持人体正常功能与代谢活动不可或缺的水溶性维生素，人体无法自行制造与合成，必须额外补充。在生活中，不当的饮食习惯或服用某些特定药物，加上B族维生素本身溶于水的属性，均会使人体内的B族维生素快速被消耗。B族维生素可参与蛋白质、脂肪、糖在体内的代谢，维持正常消化功能，帮助调节胚胎神经细胞发育，促进红细胞的发育和成熟等，是大脑和神经必需的营养物质。

（二）病因

（1）摄入不足：有不良的饮食生活习惯，如偏食、挑食、洗淘过度或随菜汤流失、饮食中过度加碱、食物储存不当（如瓶装牛奶等食品未避光保存）等，均可导致维生素B的生物活性丧失。

（2）吸收障碍：某些疾病如严重慢性腹泻、小肠病变大部分手术切除以及嗜酒者，均可产生维生素B的吸收障碍。

（3）需求增加：妊娠与哺乳期妇女、透析患者、处于生长发育期的儿童等未及时补充维生素B。

（4）其他：如许多金属及其他物质都可影响维生素B的生物活性，激素失调如甲状腺功能低下可影响维生素B的吸收。

（三）临床表现

（1）维生素B_1缺乏症：可引起多种神经炎症，如脚气病，患儿周围神经末梢有发炎和退化现象，并伴有四肢麻木、肌肉萎缩、心力衰竭、下肢水肿等症状。

（2）维生素B_2缺乏症：临床症状多为非特异性，常有群体患病的特点。主要症状为阴囊瘙痒，且为初发的自觉症状，夜间尤为剧烈，重者影响睡眠；口腔症状包括唇干裂、口角炎、舌炎等；眼部症状有球结膜充血，角膜周围血管形成并侵入角膜；皮肤可见脂溢性皮炎，多发生于皮脂分泌旺盛处，如鼻唇沟、下颌、两眉间、眼外眦及耳后，可见到脂性堆积物位于暗红色基底之上。

（3）维生素B_3（烟酸）缺乏症：患儿在早期表现可不明显，往往有食欲减退、倦怠乏力、容易兴奋、注意力不集中、失眠等非特异性病症。之后可以引起癞皮病，常在肢体暴露部位对称出现，以手背、足背、腕、前臂、手指、踝部等最多。亦可引起舌炎及腹泻等。

（4）维生素B_5（泛酸）缺乏症：患儿可出现疲倦、忧郁、失眠、食欲不振、消化不良，易患十二指肠溃疡，还可出现皮肤的异常。

（5）维生素B_6缺乏症：虽然明显缺乏维生素B_6的症状较为少见，但是轻度缺乏比较多见。可表现为生长发育不良、脂溢性皮炎、抑郁、嗜睡、智力迟钝、恶心、呕吐、腹泻、易感染等。另外，女性妊娠期久服维生素B_6，可致使胎儿对维生素B_6有依赖性（维生素B_6依赖症）。

（6）维生素B_9（叶酸）缺乏症：叶酸缺乏时，细胞内DNA合成减少，细胞的分裂成熟发生障碍，引起巨幼细胞贫血。此外，消化道症状亦可有食欲减退、腹胀、腹泻及舌炎等，以舌炎最为突出，舌质红、舌乳头萎缩、表面光滑，俗称“牛肉舌”，伴疼痛。

（7）维生素B_{12}缺乏症：与叶酸缺乏的临床表现基本相似，早期表现为精神情绪异常、表情呆滞、少哭少闹、反应迟钝、爱睡觉等症状，之后可出现神经系统表现，如乏力、手足麻木、感觉障碍、行走困难等周围神经炎症状，最后引起巨幼细胞贫血。

（四）诊断

根据患者的临床表现及相关的实验室检查诊断本病不困难，但需与相关的疾病相鉴别。常用的实验室检查有血清视黄醇水平检测、负荷4小时尿核黄素、血清叶酸含量、血浆维生素B_6和血清维生素B_{12}检查等。

（五）健康解决方案

消除诱因，根除病因，合理膳食，适时补充B族维生素，积极防治并发症。

（六）方案解析

1. 一般治疗

治疗造成维生素B缺乏病的原发疾病或诱因，纠正患儿不良的饮食习惯，合理膳食，给予患儿监护人关于此病的保健建议。

2. 根据病情适恰当补充B族维生素

（1）维生素B_1缺乏症：儿童脚气病需要立即治疗，可用维生素$B_1$10~50mg，口服，连续2周，以后每日5~10mg，连续1个月。重型脚气病可行肌内注射维生素B_1，儿童每日10~25mg，症状改善后改口服。

（2）维生素B_2缺乏症：12岁及12岁以下儿童，每日3~10mg，分2~3次服；12岁以上儿童，5~10mg，每日3次。

（3）烟酸缺乏症：儿童患糙皮病时，可服用烟酸每次25~50mg，每日2~3次。

（4）泛酸缺乏症：可口服泛酸，每次服10~20mg，每日3次。

（5）维生素B_6缺乏症：服用维生素B_6，每日2.5~10mg，连续3周，以后每日2~5mg，持续数周。

（6）叶酸缺乏症：根据中国营养学会2000年出版的《中国居民膳食营养素参考摄入量》一书中提出的叶酸参考摄入量为：大于6个月65μg膳食叶酸当量；6~12个月，80μg膳食叶酸当量；1~3岁，150μg膳食叶酸当量；4~10岁，200μg膳食叶酸当量；11~13岁，300μg膳食叶酸当量；14岁后为400μg膳食叶酸当量；乳母和孕妇为500~600μg膳食叶酸当量。治疗叶酸缺乏，可服用叶酸5mg，每日3次（或每日5~15mg，分3次），视病情确定治疗时间和剂量。

（7）维生素B_{12}缺乏症：口服维生素B_{12}，每日25~100μg或隔日50~200μg分次服用，连续2周，以后每周1次，再服用4周，之后每月1次，有较好效果。

（七）保健贴士

1. 用药注意事项

当药品性状发生改变时禁用。维生素B_1不宜饭前服，饭后服用有利于其吸收。因为维生素B_1是水溶性的，空腹服用后会被快速吸收入血，在人体利用之前经肾脏等排出体外，使药物不能充分发挥作用。口服维生素B_1不宜饮酒，酒精可损伤胃肠道黏膜，妨碍肠黏膜运转功能，减少维生素B_1的吸收利用。维生素B_2在肾功能正常的情况下几乎不产生毒性，但大量服用时可使尿液呈黄色；餐中服用可使其伴随食物缓慢进入小肠，以利于吸收。服用烟酸时如有胃部不适，宜与牛奶同服或进餐时服，一般同时服用维生素B_1、B_2、B_6各5mg。老年人、婴幼儿、妊娠及哺乳期妇女应在医师指导下使用维生素B_6。叶酸需在医师指导下服用，切不可盲目补充，尤其是妊娠期妇女。

2. 保健建议

（1）多吃富含维生素B的食物。富含维生素B的水果有西红柿、橘子、香蕉、葡萄、梨、核桃、栗子、猕猴桃等。含有丰富维生素B的食品：①含有丰富维生素B_1的食品有小麦胚芽、猪腿肉、大豆、花生、里脊肉、火腿、黑米、鸡肝、胚芽米等；②含有丰富维生素B_2的食品有牛肝、鸡肝、香菇、小麦胚芽、鸡蛋、奶酪等；③含有维生素B_6、维生素B_{12}、烟酸、泛酸和叶酸等的食品有动物肝脏、肉类、牛奶、酵母、鱼、豆类、蛋黄、坚果类、菠菜、奶酪等。其中的维生素B_1在人体内无法贮存，所以应每天补充。

（2）注意生活习惯：买回来的新鲜蔬菜不宜久放；淘米时间不宜过长；熬粥时不宜加碱；不要经常吃油炸食品。

（3）及时治疗消化道疾病、慢性消耗性疾病及感染性疾病等，多摄入含维生素B丰富的食物。

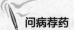

三、营养性维生素D缺乏性佝偻病

营养性维生素D缺乏是引起佝偻病的最主要原因。由于儿童体内维生素D不足，导致钙和磷代谢紊乱，生长着的长骨干骺端生长板和骨基质矿化不全，导致骨骼病变为特征的全身性营养性疾病。本病主要见于3岁以下婴幼儿。

（一）维生素D的营养代谢与生理功能

维生素D是一组具有生物活性的脂溶性类固醇衍生物。婴幼儿体内维生素D的来源途径有三个，即母体-胎儿的转运、食物中的维生素D和皮肤的光照合成。维生素D被人体吸收后，转运至肝脏，在体内经过两次羟化作用后才能发挥生物效应。维生素D已被证明是体内钙稳态的最重要的生物调节因子之一，可增加肠道钙、磷的吸收，有利于骨的矿化作用，促进骨重吸收。

（二）病因

（1）围生期维生素D不足：女性妊娠期，特别是妊娠后期维生素D营养不足或早产、双胎，均可使婴儿体内维生素D贮存不足。

（2）日照不足：因紫外线不能通过玻璃窗，婴幼儿被长期过多的留在室内，使内源性维生素D生成不足。

（3）生长速度快，需要增加。

（4）食物中补充维生素D不足。

（5）疾病和药物的影响：胃肠道疾病或肝胆疾病影响维生素D的吸收。抗惊厥药和糖皮质激素均对维生素D的吸收或转运有影响。

（三）临床表现

多见于婴幼儿，特别是小婴儿。主要表现为生长最快部位的骨骼改变。

（1）初期（早期）：多见6个月以内的婴儿，主要表现为易激怒、烦闹、汗多刺激头皮而摇头等（个别患儿出现“枕秃”）。

（2）活动期（激期）：出现钙、磷代谢失常的典型骨骼改变，表现为病变部位与该年龄骨骼生长速度较快的部位一致。不同年龄阶段可出现头型“方盒样”、胸部“鸡胸样”，膝内翻呈“O”形或膝外翻呈“X”形等。

（3）恢复期：及时治疗和日光照射后，临床症状和体征逐渐减轻或消失，血钙、磷逐渐恢复正常。

（4）后遗症期：多见于2岁以后的儿童。可残留不同程度的骨骼畸形。

（四）诊断要点

正确的诊断必须依据维生素D缺乏的病因、临床表现、血生化及骨骼X线检查。其中血生化检查中血清25-（OH）-D_3水平为最可靠的诊断标准。骨骼X线检查可见长骨钙化带消失，干骺端呈毛刺样改变等。血生化检查与骨骼X线检查为诊断的“金标准”。

（五）健康解决方案

增加户外活动，适时补充维生素D和钙剂，加强营养，增加锻炼。

（六）方案解析

营养性维生素D缺乏性佝偻病是一种自限性疾病，当婴幼儿有足够时间的户外活动，即可以自愈。确保儿童每日获得维生素D 400IU是治疗和预防本病的关键。

1. 补充维生素D

不主张采用大剂量维生素D治疗，治疗原则应以口服为主，一般剂量为每日2000~5000IU，持续4~6周；之后小于1岁婴儿改为400IU/d，大于1岁婴儿改为600IU/d，同时给予多种维生素。治疗1个月后应复查效果。

2. 补充钙剂

主张从膳食的牛奶、配方奶和豆制品中补充钙和磷。只要摄入足够的牛奶（每天500ml），则不需要补充钙剂，仅在有低血钙表现、严重佝偻病和营养不足时需要补充钙剂。

3. 其他辅助治疗

应注意加强营养，保证足够奶量，及时添加转乳期食品，坚持每日户外活动。

（七）保健贴士

（1）提倡母乳喂养，及时添加富含维生素D的辅食。

（2）勿久坐久立及早走，以防骨骼畸形。

（3）维生素D摄入过量也会引起中毒，切不可长期大剂量补充维生素D，应维持适当剂量使用。

四、锌缺乏

锌是人体必需的微量元素之一，锌在体内的含量仅次于铁。锌与胎儿发育、儿童智力、生长发育、新陈代谢、组织修复均密切相关。锌缺乏是由于锌摄入不足或代谢障碍导致体内锌缺乏，可引起食欲减退、生长发育迟缓、皮炎和异食癖等临床表现的营养素缺乏性疾病。

（一）病因

（1）摄入不足：素食者容易缺锌。

（2）吸收障碍：各种原因所致的腹泻皆可妨碍锌的吸收；长期纯牛乳喂养可致缺锌。

（3）需要量增加：在生长发育迅速阶段的婴儿，机体对锌的需要量增加，如未及时补充，可发生锌缺乏。

（4）丢失过多：如反复出血、大面积烧伤、慢性肾脏疾病等。

（二）临床表现

（1）消化功能减退：可使舌黏膜增生、角化不全，以致味觉敏感度下降，发生食欲不振、厌食和异嗜癖。

（2）生长发育落后：缺锌可妨碍生长激素轴的功能以及性腺轴的成熟，表现为线性生长下降、生长迟缓、体格矮小、性发育延迟。

（3）免疫功能降低：缺锌可导致T淋巴细胞功能损伤而容易发生感染。

（4）智能发育延迟：缺锌可使脑DNA和蛋白质合成障碍，脑内谷氨酸浓度降低，从而引起智能发育延迟。

（5）其他：如脱发、皮肤粗糙、皮炎、反复口腔溃疡、伤口愈合延迟、夜盲以及贫血等。

（三）诊断要点

根据缺锌的病史和临床表现，如线性生长下降和食欲下降，血清锌<11.47 μmol/L，

锌剂治疗有效等即可确诊。

（四）健康解决方案

针对病因，治疗原发病；饮食治疗，提倡母乳喂养；补充锌剂。

（五）方案解析

1. 针对病因，治疗原发病

2. 饮食治疗

鼓励多进食富含锌的动物性食物，如肉类、全谷类、甲壳类动物、豆类等。初乳含锌丰富，提倡母乳喂养。

3. 补充锌剂

常用葡萄糖酸锌。每日剂量为元素锌0. 5~1. 0mg/kg，相当于葡萄糖酸锌3.5~7mg/kg，疗程一般为2~3个月。也可使用锌钙特口服液、甘草锌颗粒等。

（六）保健贴士

1. 用药注意事项

锌剂的毒性较小，但剂量过大也可引起胃部不适、恶心、呕吐、腹泻等消化道刺激症状，甚至发生水和电解质紊乱。锌中毒可干扰铜代谢，引起低铜血症、贫血等。

2. 保健建议

（1）提倡母乳喂养，坚持平衡膳食是预防缺锌的主要措施，改掉挑食、偏食、吃零食的习惯。

（2）多食锌含量高的食物，如肝、鱼、瘦肉、禽蛋、牛初乳等。

（3）对可能发生缺锌的情况，如早产、人工喂养、营养不良、长期腹泻等，均应适当补锌。

第二节　手足口病

手足口病是由肠道病毒引起的传染性疾病，以手、足和口腔发生水疱为特征。此病好发于儿童，尤其是3岁以下发病率最高。此病主要通过消化道、呼吸道和密切接触等途径传播。由于病毒的传染性很强，常常在托幼机构中流行发病。

一、病因

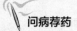

引起手足口病的病毒主要是肠道病毒。我国以柯萨奇病毒A组16型和肠道病毒71型多见。肠道病毒属RNA病毒。该类病毒对外界有较强的抵抗力，但病毒不耐强碱，对紫外线及干燥敏感。高锰酸钾、漂白粉、甲醛、碘酒等能使其灭活。

人类是已知人肠道病毒的唯一宿主。手足口病患者和隐性感染者均为传染源，主要通过粪－口途径传播，亦可经过接触患者呼吸道分泌物、疱疹液及污染的物品而感染。人群对肠道病毒普遍易感，但成人大多通过隐性感染获得相应的抗体，因此临床上以儿童患者为主，尤其容易在托幼机构的儿童之间流行。感染后可获得免疫力，但持续时间尚不明确。

二、临床表现

手足口病的临床表现复杂而多样，根据临床病情的轻重程度，分为普通病例和重症病例。本病潜伏期3~7天。

1. 普通病例

发疹前可有不同程度的低热、头痛、不思饮食等前兆症状。1~3天后，手、足、口部可同时出现皮损，通常达90%以上受累口腔。初期为红色斑疹，很快发展为2~4mm大小的水疱，疱壁薄，内液清亮，周围绕以红晕，水疱溃破后形成灰白色糜烂面或浅溃疡。皮疹消退后不留瘢痕或色素沉着。本病病程1周左右，愈后极少复发。

2. 重症病例

少数病例病情进展迅速，在发病1~5天左右出现脑膜炎、脑炎、脑脊髓炎、肺水肿、循环障碍等，可致死，存活病例可留有后遗症。

三、诊断要点

根据流行病学资料、急性起病，发热（部分病例可无发热）伴手、足、口、臀部皮疹可以做出诊断。实验室检查有：①血常规：白细胞计数多正常或降低，病情危重者白细胞计数可明显升高；②病原学检查：鼻咽拭子、气道分泌物、疱疹液或粪便标本中如检测到肠道病毒可以确诊；③其他：血生化检查、血气分析、脑脊液检查以及胸部X线检查等。

四、健康解决方案

目前尚无特效抗病毒药物和特异性治疗手段，主要是对症治疗。

五、方案解析

1. 普通病例

注意隔离，避免交叉感染。适当休息，清淡饮食，作好口腔护理，饭前饭后用生理盐水漱口，对不会漱口的宝宝，可以用棉棒蘸生理盐水轻轻地清洁口腔。看护患儿，做好皮肤护理，防止其对皮肤疱疹抓挠，以防破溃感染。可服用抗病毒药物及清热解毒中草药，如小儿咽扁冲剂、清开灵口服液、板蓝根冲剂等。补充维生素B、维生素C等。

2. 重症病例

采取综合性的治疗措施治疗神经系统、呼吸系统、循环系统衰竭。

六、保健贴士

（1）积极隔离患者，控制传染源。

（2）保持局部清洁，以防继发感染。

（3）患病期间给予易消化的流质食物。

（4）本病流行期间不宜带儿童到人群聚集的公共场所。注意保持环境卫生，勤洗手，居室要经常通风，勤晒衣被。

第三节 腹泻

腹泻（diarrhea）是一组由多病因、多因素引起的以大便次数增多和大便性状改变为特点的消化道综合征，是我国婴幼儿最常见的疾病之一。6个月至2岁婴幼儿发病率高，1岁以内约占半数，是造成儿童营养不良、生长发育障碍甚至死亡的主要原因之一。

婴幼儿容易患腹泻病，主要与下列因素有关：①婴幼儿时期内分泌系统、循环系统、消化系统发育不成熟，容易发生消化道功能紊乱；②生长发育快，所需营养物质相对较多，且婴儿食物以液体为主，入量较多，胃肠道负担重；③机体防御功能差；④其他：如肠道菌群失调、人工喂养等。

一、病因

（1）感染因素：肠道内感染可由病毒、细菌、真菌、寄生虫引起，以前两者多见，尤其是病毒。

（2）非感染因素：如喂养不当、过敏性腹泻、气候突然变化使腹部受凉等。

二、临床表现

不同病因引起的腹泻常各具有临床特点和不同的临床过程。连续病程在2周以内的腹泻为急性腹泻；病程2周至2个月的为迁延性腹泻；病程2个月以上的为慢性腹泻。

（一）急性腹泻

1. 轻型

常由饮食因素及肠道外感染引起。起病可急可缓，以胃肠道症状为主，表现为食欲不振，偶有溢乳或呕吐，大便次数增多，但每次大便量不多，稀薄或带水，呈黄色或黄绿色，有酸味，常见白色或黄白色奶瓣和泡沫。无脱水及全身中毒症状，多在数日内痊愈。

2. 重型

多由肠道内感染引起。常急性起病，也可由轻型逐渐加重转变而来，有较重的胃肠道症状，包括食欲低下，常有呕吐，严重者可吐咖啡色液体；腹泻频繁，大便每日十余次至数十次，多为黄色水样或蛋花样便，含有少量黏液，少数患儿也可有少量血便；可有较明显的脱水、电解质紊乱和全身感染中毒症状，如发热、精神烦躁或萎靡、嗜睡、面色苍白、意识模糊甚至昏迷、休克。

3. 轮状病毒肠炎

轮状病毒是秋、冬季节婴幼儿腹泻最常见的病原体。经粪–口传播，多发生在6~12个月的婴幼儿。本病起病急，常伴有发热和上呼吸道感染症状，病初1~2天常发生呕吐，随后出现腹泻。大便次数多、量多、水分多，呈黄色水样或蛋花样，带少量黏液，无腥臭味。常并发脱水、酸中毒及电解质紊乱。

（二）迁延性和慢性腹泻

病因复杂，感染、食物过敏、酶缺陷、免疫缺陷、药物因素、先天性畸形等均可引起。以急性腹泻未彻底治疗或治疗不当最为常见。营养不良的婴幼儿患病率高。迁延性和慢性腹泻患儿多无全身中毒症状，脱水、代谢性酸中毒也不太明显，而以消化功能紊乱和慢性营养紊乱为主要临床特点。

三、诊断要点

可根据临床表现和大便性状做出临床诊断。必须判断有无脱水、电解质紊乱和酸碱失衡。实验室检查有：①粪便检查：粪便细菌培养和其他病原学检查对肠道内感染性肠炎的病因诊断是不可缺少的；②血常规检查：白细胞总数及中性粒细胞升高一般提示细菌感染，淋巴细胞升高多属病毒感染，嗜酸性粒细胞升高提示寄生虫或过敏性疾病；③血生化检查：测定血清钾、钠、氯、钙及血浆CO_2结合力，可全面了解机体体液、酸碱平衡紊乱的程度和性质。

四、健康解决方案

调整饮食，预防和纠正脱水，合理用药，对因治疗，加强护理，防治并发症。

五、方案解析

不同时期的腹泻病治疗重点各有侧重。急性腹泻多注意维持水、电解质平衡；迁延性及慢性腹泻则应注意肠道菌群失调及饮食疗法。

1. 调整饮食

应强调继续饮食，满足生理需要，补充疾病消耗，以缩短腹泻后的康复时间。根据疾病的特殊生理状况、个体消化吸收功能和平时的饮食习惯进行合理调整。有严重呕吐者可暂时禁食4~6小时（不禁水），一旦呕吐好转后应及早恢复喂养，由少到多，由稀到稠。病毒性肠炎可有继发性双糖酶缺乏，可改喂豆类、淀粉类食品，或去乳糖配方奶喂养。腹泻停止后逐渐恢复营养丰富的饮食，并每日加餐1次，共2周。

2. 药物治疗

（1）控制感染：水样便腹泻多为病毒及非侵袭性细菌所致，一般不用抗生素，予以饮食疗法和支持疗法常可痊愈。黏液脓血便者多为侵袭性细菌感染，应根据临床特点，针对病原经验性选用抗生素，再根据大便培养和药物敏感试验结果进行调整。大肠埃希菌、空肠弯曲菌、耶尔森菌所致感染，常选用抗革兰阴性杆菌的抗生素和大环内酯类抗生素。金黄色葡萄球菌肠炎、真菌性肠炎，应立即停用原来使用的抗生素，根据症状可选万古霉素、苯唑西林钠、甲硝唑、利福平或抗真菌药治疗。

（2）肠道微生态疗法：有助于恢复肠道正常菌群的生态平衡，抑制病原菌定植和侵袭，控制腹泻。常用双歧杆菌、复方嗜酸乳杆菌片、双歧三联活菌胶囊（含有双歧杆菌、乳酸杆菌和肠球菌）等。

（3）肠黏膜保护剂：能吸附病原体和毒素，维持肠道细胞的吸收和分泌功能，增强屏障功能，如蒙脱石散。

（4）恢复并维持体液平衡：脱水、电解质及酸碱平衡紊乱是急性腹泻的主要死因，因此应根据患儿的病情及化验结果，判断脱水的性质、程度及电解质紊乱的情况，制定合理的补液方案，适时使用口服补液盐，以降低死亡率。

（5）补锌与补充维生素治疗：补锌可有利于缩短腹泻病程，减轻病情，并预防以后2~3个月发生腹泻。对于急性腹泻患儿，应每日给予元素锌20mg（>6个月），6个月以下婴儿每日10mg，疗程10~14天。补充锌、铁、烟酸、维生素A、维生素B_{12}、维生素B_1、维生素C和叶酸等微量元素和维生素，有助于肠黏膜的修复。

六、保健贴士

1. 用药注意事项

严密观察病情，在家治疗3天后病情无改善或者加重应及时就医。不要长期滥用广谱抗生素，以免造成肠道菌群失调。微生物制剂多为活菌制剂，使用时需温水冲服，不宜和抗生素、药用炭、黄连素同时使用，以避免效价的降低；如需合用，至少也应间隔2~3小时。蒙脱石散与其他药物同时使用时，须间隔2小时以上，以免影响其他药物吸收。蒙脱石散不宜长期使用，以免引起便秘。

2. 保健建议

（1）腹泻期间要注意保护好患儿的臀部。特别注意肛门和会阴部的清洁，便后应用细软的卫生纸轻擦，或者用细软的纱布蘸水清洗，洗后可涂抹些油脂类的护肤品。用柔软清洁的棉尿布，并及时更换。

（2）合理喂养，提倡母乳喂养，添加辅食时每次限一种，逐步增加，适时断奶。人工喂养者应根据具体情况选择合适的代乳品。

（3）对于生理性腹泻的婴儿，应避免不适当的药物治疗，或者由于婴儿便次多而怀疑其消化能力，进而不按时添加辅食等。

（4）养成良好的卫生习惯。如注意乳品的保存和奶具、食具、便器、玩具等的定期消毒，小儿饭前便后洗手、勤剪指甲等。

（5）注意气候变化，防止腹部受凉。

（6）避免过多进食油腻或生冷食物、零食或汽水。

第十一章　常见妇科疾病

在漫长的医学发展史中，随着临床医学各学科的分工日趋明确，妇产科逐渐发展演变成为一门独立的学科。妇科学是妇产科学下的重要分支，是一门研究女性在非妊娠期生殖系统的生理和病理改变，并对病理改变进行预防、诊断和处理的临床医学学科。妇科疾病是女性常见病和多发病，使女性生理健康逐渐下降。常见的妇科疾病有女性生殖器炎症、女性生殖器肿瘤以及女性生殖内分泌异常。女性从青年期开始，就应该懂得月经、生育、妊娠、分娩、绝经等一些基本的医学常识，并经常保持乐观的情绪，这样就能避免或减少某些妇产科疾病的发生。

第一节　阴道炎

阴道炎是妇科最常见的疾病之一，各组年龄均可发病。由于阴道与尿道、肛门毗邻，局部潮湿，易受污染，可以遭受多种致病微生物的侵袭而发生感染；生育年龄女性性生活较频繁，且外阴阴道是分娩、宫腔操作的必经之道，容易受到损伤及外界病原体的感染；绝经后妇女及婴幼儿雌激素水平较低，局部抵抗力下降，也易发生感染，故可通过直接蔓延、阴道逆行播散以及血行播散感染内外生殖器，还可以通过胎盘、宫内感染及产道危及胎儿和新生儿，应予以高度的重视。此病常见致病微生物包括细菌、病毒、原虫和真菌等。

一、细菌性阴道病

细菌性阴道病是最常见的阴道炎症，最初被称为“非特异性阴道炎”，为阴道内正常菌群失调所致的一种混合感染，但临床及病理特征无炎症改变。

（一）病因

目前尚未明确。可能与性生活混乱、抗生素的滥用、碱性液体过度灌洗阴道、人体内分泌失调等因素相关。这些因素均会导致阴道内微生物生态平衡失调，使得原本在阴道内占优势的乳酸杆菌数量减少，其他微生物大量繁殖，如厌氧菌、加德纳菌以及人型支原体等。

（二）临床表现

10%~40%患者无临床症状。有症状者主要表现为阴道分泌物增多，有鱼腥臭味，尤其在性交后加重，可伴有外阴不适感或不同程度的外阴瘙痒或烧灼感。分泌物呈灰白色，质地稀薄，常黏附于阴道壁，但黏度低，容易将分泌物从阴道壁拭去。亦有部分患者可出现性交痛、尿痛以及尿频等。

（三）诊断标准

主要采用Amsel临床诊断标准，下列4项中有3项阳性，即可临床诊断为细菌性阴道炎：①阴道均质稀薄的分泌物，常黏附于阴道壁；②线索细胞阳性；③阴道分泌物pH>4.5；④胺试验阳性。

（四）健康解决方案

避免诱因，合理选用抗厌氧菌药物，通过全身与局部用药，抑制厌氧菌生长。

（五）方案解析

1. 全身用药

首选方案：甲硝唑400mg，每日2次，口服，共7日。

替代方案：克林霉素300mg，每日2次，口服，连服7日；或替硝唑2g，口服，每日1次，连服3日；或替硝唑1g，口服，每日1次，连服5日。甲硝唑2g顿服的治疗效果差，不再推荐应用。

2. 局部用药

甲硝唑栓剂200mg，每晚1次，塞入阴道深处，连用7日；或2%克林霉素软膏阴道涂抹，每次5g，每晚1次，连用 7日；或硝呋太尔制霉素阴道软胶囊，每晚1次，塞入阴道深处，连用6日。另外，可使用甲硝唑氯已定洗液、复方苦参洗剂、1%乳酸洗液等清洗外阴，保持外阴干净，缓解症状。

（六）保健贴士

1. 用药注意事项

对甲硝唑和替硝唑过敏者和其他硝基咪唑类过敏者禁用。在使用甲硝唑后24小时内和替硝唑后72小时内应避免饮酒，因可干扰酒精的氧化过程，引起体内乙醛蓄积，导致双硫仑样反应。此外，甲硝唑和替硝唑对妊娠初始3个月或哺乳期妇女慎用。肝功能不全者对本品代谢减慢，药物及其代谢物易在体内蓄积，应予以减量。

2. 保健建议

（1）阴道上药时要注意卫生，双手清洗干净，然后带上药物内自带的一次性手套，用拇指与食指拿着药物送入阴道最深处。阴道上药时间一般在晚上，这样能使药物在睡眠期间充分分解，直接作用于局部。如果白天使用，易使药物经阴道流出，既污染内裤，又不能使药物充分接触病变部位。

（2）无须常规治疗患者的性伴侣，但对反复发作或难治性细菌性阴道病患者的性伴侣应予以治疗。

（3）保持外阴清洁、干燥，穿纯棉透气的内裤，并每日更换。

（4）治疗期间禁止性生活。避开月经期，一般月经干净需3天后方可阴道上药。

（5）饮食宜清淡，多饮水，忌辛辣油腻、海鲜发物。

二、滴虫阴道炎

滴虫阴道炎是由阴道毛滴虫引起的常见阴道炎症性疾病，也是常见的性传播疾病。

（一）病因

滴虫阴道炎为感染阴道毛滴虫所致。可经性交直接传播，或经公共浴池、浴盆、浴巾、游泳池、坐式便器、衣物、污染的器械及敷料等传播。滴虫能消耗氧，使阴道成为厌氧环境，易致厌氧菌繁殖，故约60%患者合并细菌性阴道病。

（二）临床表现

潜伏期为4~28日。25%~50%患者感染初期无症状。主要症状是阴道分泌物增多及外阴瘙痒，间或有灼热、疼痛、性交痛等。分泌物典型特点为稀薄脓性，黄绿色，泡沫状，有臭味。瘙痒部位主要为阴道口及外阴。若合并尿道感染，可有尿频、尿痛，有时可见血尿。阴道毛滴虫能吞噬精子，阻碍乳酸生成，影响精子在阴道内存活，可致不孕。妇科检查见阴道黏膜充血，严重者有散在出血点，后穹窿有多量白带，呈黄白色稀薄液体或黄绿色脓性分泌物，常呈泡沫状。

（三）诊断要点

典型病例容易诊断，若在阴道分泌物中找到滴虫即可确诊。取分泌物前24~48小时避免性交、阴道灌洗或局部用药，取分泌物时阴道窥器不涂润滑剂，以免影响检查结果。

（四）健康解决方案

消除诱因，改变阴道酸碱度，合理用药，到达杀菌止痒的目的。

（五）方案解析

1. 全身用药

治愈滴虫阴道炎需全身用药，采用口服抗滴虫药物。初次治疗可选择甲硝唑2g，单次口服；或替硝唑2g，单次口服；或甲硝唑400mg，每日2次，连服7日。口服药物的治愈率为90%~95%。

2. 局部用药

可使用外用栓剂，如甲硝唑呋喃唑酮栓、甲硝唑栓、替硝唑阴道泡腾片等。同时可予以甲硝唑氯已定洗剂、复方苦参洗液、0.1%~0.5%醋酸液、0. 02%高锰酸钾溶液等清洗外阴，每晚1次，保持外阴清洁。

3. 性伴侣治疗

滴虫阴道炎主要由性行为传播，性伴侣应同时进行治疗，并告知患者及性伴侣治愈前避免无保护性交。

（六）保健贴士

1. 用药注意事项

全身用药后偶见胃肠道反应，如食欲减退、恶心、呕吐、头痛、皮疹、白细胞减少等，一旦发现应立即停药。甲硝唑用药期间及停药24小时内、替硝唑用药期间及停药72小时内禁止饮酒。哺乳期用药不宜哺乳。

2. 保健建议

（1）注意卫生，发病时不要去公共泳池游泳。

（2）有复发症状的病例多数为重复感染。为避免重复感染，内裤及洗涤用的毛巾应煮沸5~10分钟以消灭病原体，并应对其性伴侣进行治疗。

（3）由于滴虫阴道炎患者再感染率高，治疗后患者可于下次月经干净后3天去医院检查白带，如连续3次检查滴虫为阴性，方为治愈。

（4）勤换内裤，使用棉质透气内裤。治疗期间不同房，月经期间阴道不上药。

三、外阴阴道假丝酵母菌病

由于假丝酵母菌在女性生殖道的感染常常是同时侵犯外阴与阴道，引起这两处器官皮肤黏膜的炎症，所以统称为外阴阴道假丝酵母菌病，又称为外阴阴道念珠菌病。70%~75%的妇女一生至少感染一次外阴阴道假丝酵母菌病，40%~45%的女性经历过外阴阴道假丝酵母菌病复发。本病已成为仅次于细菌性阴道病最常见的阴道感染。根据流行情况、临床表现、微生物学、宿主情况，外阴阴道假丝酵母菌病可分为单纯型和复杂型。

（一）病因

外阴阴道假丝酵母菌病由假丝酵母菌感染引起。假丝酵母菌属机会致病菌，主要为内源性传染，其次可通过性接触、接触被污染的衣物、用具、使用不合格的卫生纸或卫生巾、长期服用广谱抗生素和肾上腺皮质激素以及绝经后大量使用雌激素、频繁的阴道灌洗等感染。

（二）临床表现

外阴瘙痒与白带增多是外阴阴道假丝酵母菌病的常见症状，其中外阴瘙痒最为常见，严重者可坐卧不宁，痛苦异常。典型的白带为白色豆渣样，也可为水样稀薄白带。其他症状包括灼痛、性交痛和尿痛等。尿痛的特点是排尿时尿液刺激水肿的外阴及前庭导致疼痛。妇科检查可见外阴、阴唇与阴道局部水肿、充血，白带黏附于阴道壁。此病常在月经前一周内发病。

（三）诊断要点

对有阴道炎症状或体征的妇女，若在阴道分泌物中找到假丝酵母菌的芽生孢子或假菌丝即可确诊。

（四）健康解决方案

消除诱因，根据患者情况选择局部和（或）全身应用抗真菌药。

（五）方案解析

1. 消除诱因

若有糖尿病，应给予积极治疗；及时停用广谱抗生素、雌激素及皮质醇激素；勤换内裤，用过的内裤、盆及毛巾均应用开水烫洗。

2. 单纯性外阴阴道假丝酵母菌病的治疗

可局部用药，也可全身用药，主要以局部短疗程抗真菌药物为主。全身用药与局部用药的疗效相似，治愈率80%~90%；唑类药物的疗效高于制霉菌素。

（1）局部用药：可选用下列药物放入阴道内：①克霉唑栓剂，每晚1粒（200mg），连用3日，或1粒（500mg），单次用药；②咪康唑栓剂，每晚1粒（200mg），连用3

日，或每晚1粒（100mg），连用7日；③制霉菌素栓剂，每晚1粒（50万U），连用7~10日。局部用药前可用2%~4%碳酸氢钠液冲洗阴道，或使用中成药如复方苦参洗液、黄柏洗液、妇炎康洗液等清洗外阴。

（2）全身用药：对不能耐受局部用药者、未婚妇女或不愿采用局部用药者，可选用口服药物。常用药物有氟康唑100~150mg，顿服；或伊曲康唑200mg，口服，每日2次，共3日；或酮康唑200mg，口服，每日2次，共5日。

3. 复杂性外阴阴道假丝酵母菌病

（1）严重外阴阴道假丝酵母菌病：无论是局部用药还是口服用药，均应延长治疗时间。若为局部用药，延长7~14日；若口服氟康唑150mg，则72小时后加服1次。症状严重者，局部应用低浓度糖皮质激素软膏或唑类霜剂。

（2）复发性外阴阴道念珠菌病：是指一年内外阴阴道假丝酵母菌病发作4次或4次以上。治疗方案包括初始治疗和巩固治疗。根据培养和药物敏感试验选择药物。初始治疗若为局部治疗，延长治疗时间，为7~14日；若口服氟康唑150mg，则第4日、第7日各加服1次。在初始治疗达到真菌学治愈后，给予巩固治疗。如果未经过巩固治疗，30%的复发性外阴阴道念珠菌病患者在3个月后复发。巩固治疗方案：目前国内外尚无成熟方案，可口服氟康唑150mg，每周1次，连续6个月；或克霉唑500mg，阴道上药，每周1次，连续6个月。

（六）保健贴士

1. 用药注意事项

过敏者及严重肝病患者禁用所有抗真菌药。抗真菌药口服剂型中，酮康唑的肝毒性最为明显，用药过程中需监测肝功能。妊娠合并外阴阴道假丝酵母菌病以局部治疗为主，7日疗法效果为佳，严禁口服唑类药物。阴道连续用药不宜超过10天，常同服复方维生素B。

2. 保健建议

（1）注意个人卫生，保持外阴清洁，勤换内裤，用过的内裤、毛巾、盆等均用开水烫洗，并于阳光下暴晒。

（2）阴部瘙痒时切勿用力搔抓，禁用热水洗烫。

（3）治疗期间禁止同房，无需对性伴侣进行常规治疗。

（4）合理应用抗生素与激素类药物，有糖尿病及其他感染性疾病者积极治疗原发疾病。

（5）此病易复发，应在每个疗程后去医院检查分泌物，当确诊痊愈后方可停药。反复感染者或久治不愈者需及时就医。

四、萎缩性阴道炎

萎缩性阴道炎常见于自然绝经或人工绝经后妇女，也可见于产后闭经或药物假绝经治疗的妇女。

（一）病因

绝经后妇女因卵巢功能衰退，雌激素水平降低，阴道黏膜萎缩变薄，阴道上皮细胞内糖原含量减少，阴道内pH值上升呈碱性，嗜酸性的乳酸杆菌不再为优势菌，局部抵抗力下降，其他致病菌过度繁殖或容易入侵引起炎症。不注意外阴清洁卫生、性生活频繁、营养不良（尤其是维生素B缺乏）等常为本病的诱因。

（二）临床表现

绝经前、后妇女阴道分泌物增多为本病的主要特征。分泌物常呈水样，由于感染的病原菌不同，也可呈泡沫状，或呈脓性，或呈血性。由于分泌物刺激，患者可出现外阴瘙痒、灼热。感染还可侵犯尿道而出现尿频及尿痛等泌尿系统的症状。妇科检查见阴道呈萎缩状，皱襞消失，阴道黏膜充血、红肿，也可有散在出血点，严重者可有表浅溃疡。

（三）诊断要点

根据绝经、卵巢手术史、盆腔放射治疗史或药物性闭经史等病史及临床表现，诊断一般不难，但应排除其他疾病才能诊断。阴道分泌物检查：镜下可见大量基底层细胞及白细胞而无滴虫及假丝酵母菌。

（四）健康解决方案

提高机体及阴道抵抗力，抑制细菌生长，适时使用药物进行治疗。

（五）方案解析

1. 增强阴道抵抗力

针对病因，补充雌激素是萎缩性阴道炎的主要治疗方法。

局部用药：倍美力阴道软膏，每晚1次，阴道涂药，7~10次为1个疗程。

全身用药：尼尔雌醇，首次口服4mg，以后每1~2周口服1次，每次2mg，维持

1~2个月。

2. 抑制细菌生长

阴道局部用药：甲硝唑（0. 2g）栓剂或诺氟沙星（0. 2g）栓剂，每日1次，阴道上药，共7~10日。

冲洗阴道：1%乳酸或0. 5%醋酸冲洗阴道，每日1次，抑制细菌生长繁殖。对阴道局部干涩明显者，可应用润滑剂。

3. 注意营养

给予高蛋白饮食，补充维生素B及维生素A，有助于阴道炎症的消退。

（六）保健贴士

1. 用药注意事项

注意权衡应用雌激素的利与弊。雌激素应在医生指导下用药，长期使用需定期检查。患有心脏病、肝脏疾病、糖尿病、子宫内膜异位症、乳房纤维囊肿者应慎用雌激素。

2. 保健建议

（1）老年妇女在生活中注意自我护理，讲究卫生，减少阴道感染的机会。

（2）勿用热水洗烫外阴，勿用肥皂或刺激性清洁用品清洗外阴，会加重皮肤干燥，引起瘙痒，损伤外阴皮肤。清洗时应用温开水，并加少许食盐或食醋。

（3）为减少性生活时对外阴的摩擦，可在阴道口涂抹润滑液。

第二节　慢性宫颈炎

慢性宫颈炎是指子宫颈间质内有大量淋巴细胞、浆细胞等慢性炎细胞浸润，可伴有子宫颈腺上皮及间质的增生和鳞状上皮化生，为育龄期妇女最常见的疾病之一。根据病理程度不同，可将其分为宫颈糜烂、宫颈息肉、子宫颈腺体囊肿以及子宫颈管黏膜炎。

一、病因

慢性宫颈炎多见于分娩、流产或手术损伤宫颈后，病原菌侵入宫颈黏膜，此处皱襞多，病原体易于隐居，形成本病。主要致病菌是葡萄球菌、链球菌、大肠埃希菌和厌氧菌。

二、临床表现

慢性子宫颈炎患者多无症状。少数患者可有阴道分泌物增多，呈乳白色黏液状，也可为淡黄色或脓性，可有性交后出血，偶有分泌物刺激引起外阴瘙痒不适。患者可有腰骶部疼痛，下坠感。因黏稠脓性白带不利于精子穿透，故可致不孕。妇科检查可见宫颈肥大，有不同程度糜烂、宫颈息肉等。

三、诊断

根据临床表现可初步做出诊断，但应注意将妇科检查所发现的阳性体征与子宫颈的常见病理生理改变进行鉴别。

四、健康解决方案

不同病变采用不同的治疗方法。

五、方案解析

对表现为糜烂样改变者，若无症状的生理性柱状上皮异位，无须处理。对糜烂样改变伴有分泌物增多、乳头状增生或接触性出血，可给予局部物理治疗，包括激光、冷冻等方法，也可给予中药保妇康栓治疗或作为其他物理治疗前后的辅助治疗。但在治疗前必须筛查除外子宫颈上皮瘤样变和子宫颈癌。

（1）慢性宫颈管黏膜炎：对持续性宫颈管黏膜炎，需了解有无沙眼衣原体及淋病奈瑟菌的再次感染，性伴侣是否已进行治疗，阴道微生物群失调是否持续存在等，针对病因给予治疗。对病原体不清者，尚无有效治疗方法，可试用物理治疗。

（2）子宫颈息肉：行息肉摘除术，术后将切除息肉送病理组织学检查。

（3）子宫颈肥大：一般无须治疗。

六、保健贴士

1. 物理治疗注意事项

（1）治疗前，应常规行子宫颈癌筛查，有急性生殖道炎症列为禁忌证。

（2）治疗时间选在月经干净后3~7日内进行。

（3）物理治疗后可有阴道分泌物增多，甚至有大量水样排液，术后1~2周脱痂时可有少许出血；在创面尚未完全愈合期间（4~8周）禁盆浴、性交和阴道冲洗。

（4）物理治疗有引起出血、子宫颈狭窄、不孕、感染的可能，治疗后应定期复查。

2. 保健建议

（1）月经期、阴道炎急性期、流产后1个月内禁止同房。

（2）慢性子宫颈炎患者同房时要注意卫生。育龄期妇女暂时不想生育时，要采取避孕措施。

（3）内裤最好选择纯棉制品，不要穿过紧内裤，勤换洗，要用开水烫洗，然后在阳光下暴晒。

（4）在没有任何不适的情况下，坚持每年一次妇科体检，作好自我保健。

第三节　月经不调

月经不调也称月经失调，表现为月经周期或出血量的异常，或月经前、月经期的腹痛及全身症状。正常月经周期为24~35日，经期持续2~7日，平均失血量为20~60ml。凡不符合上述标准的均属异常子宫出血。

一、病因

病因可能是器质性病变或是功能失常。

（1）全身性疾病：血液病、高血压病、内分泌疾病、肿瘤等。

（2）妇科疾病：功能失调性子宫出血、闭经、多囊卵巢综合征、卵巢肿瘤等。

（3）其他：长期情绪异常、节食、嗜酒、寒冷刺激等。

二、临床表现

妇科疾病主要有以下几种情况可导致月经失调的出现。

（1）功能失调性子宫出血：简称为功血，是由于生殖内分泌轴功能紊乱造成的异常子宫出血，分为无排卵性和有排卵性两大类。临床上最常见的症状是子宫不规则出血，表现为月经周期紊乱，经期长短不一，经量不定或增多，甚至大出血。出血期间一般无腹痛或其他不适，出血量多或时间长时常继发贫血，大量出血可导致休克。

（2）闭经：表现为无月经或月经停止。

（3）多囊卵巢综合征：以雄激素过高的临床或生化表现、持续无排卵、卵巢多囊样改变为特征，常伴有胰岛素抵抗和肥胖。

（4）绝经后阴道出血：指月经停止6个月后的出血，常由恶性肿瘤、炎症等引起。

三、诊断要点

可根据患者的临床表现与相关的检查，如血常规、凝血功能检查、基础体温测定、血清性激素测定、盆腔B超、尿妊娠试验或血人绒毛膜促性腺激素（HCG）检测、诊断性刮宫、宫腔镜检查等即可确诊月经不调的病因，针对病因进行治疗。

四、健康解决方案

根据不同病因所引起的月经失调，采取不同的治疗方法。

五、方案解析

（一）功血的治疗

功血的一线治疗是药物治疗。青春期及生育年龄无排卵性功血以止血、调整周期、促排卵为主；绝经过渡期功血以止血、调整周期、减少经量、防止子宫内膜病变为治疗原则。

1. 止血治疗

需根据出血量选择合适的制剂和使用方法。一般止血药有氨甲环酸、酚磺乙胺、维生素K等；亦可服用激素止血，如第三代短效口服避孕药、单纯雌激素、单纯孕激素等；或使用刮宫术迅速止血。

2. 调整月经周期

应用性激素止血后，必须调整月经周期。可用雌孕激素序贯疗法、雌孕激素联合疗法、孕激素法、促排卵等。

3. 手术治疗

对于药物治疗疗效不佳或不宜用药、无生育要求的患者，尤其是不易随访的年龄较大患者，应考虑手术治疗，如子宫切除术。

（二）闭经的治疗

1. 全身治疗

占重要地位。包括积极治疗全身性疾病，提高机体体质，供给足够营养，保持标准体重，给予心理治疗，消除精神紧张和焦虑。

2. 激素治疗

明确病变环节及病因后，给予相应激素治疗，以补充体内激素不足或拮抗其过多，达到治疗目的。有性激素补充治疗、促排卵、使用溴隐亭等方法。

3. 辅助生殖技术

对于有生育要求，诱发排卵后未成功妊娠，或合并输卵管问题的闭经患者，或男方因素不孕者，可采用辅助生殖技术治疗。

4. 手术治疗

针对各种器质性病因，采用相应的手术治疗。

（三）多囊卵巢综合征的治疗

治疗包括降低雄激素水平，调整月经周期，改善胰岛素抵抗，促进排卵。

1. 调整生活方式

对肥胖型多囊卵巢综合征患者，应控制饮食和增加运动以降低体重和缩小腰围，增加胰岛素敏感性，从而恢复排卵及生育功能。

2. 药物治疗

（1）调节月经周期：定期合理应用药物，如口服避孕药，对抗雄激素作用并控制月经周期。

（2）降低血雄激素水平：可使用糖皮质类固醇、环丙孕酮、螺内酯等降低雄激素水平。

（3）改善胰岛素抵抗：可口服二甲双胍，常用剂量为每次口服500mg，每日2~3次。

（4）诱发排卵：对有生育要求者在生活方式调整、抗雄激素和改善胰岛素抵抗等基础治疗后，进行促排卵治疗。氯米芬为一线促排卵药物。

3. 手术治疗

有腹腔镜下卵巢打孔术、卵巢楔形切除术等。

（四）绝经后阴道出血的治疗

积极查找病因。因炎症引起绝经后阴道出血，针对炎症治疗。因恶性肿瘤所引起者，根据患者病情适时选择治疗方式，如手术、化疗、放疗等。

六、保健贴士

1. 用药注意事项

使用促排卵药物诱发排卵时，易发生卵巢过度刺激综合征，需严密监测，加强预防措施。

2. 保健建议

（1）血量多者应绝对卧床休息，避免剧烈运动，避免性生活，并密切观出血情况，及时就医。

（2）注意经期、产期卫生，防止上行感染；防止房劳过度，经期绝对禁止性生活。

（3）保持心情愉快，注意保暖和休息，加强营养，忌食生冷寒凉之品。

第四节　痛经

痛经为最常见的妇科症状之一，指行经前后或月经期出现下腹部疼痛、坠胀，伴有腰酸或其他不适，症状严重者影响生活质量。痛经分为原发性和继发性两类，原发性痛经指生殖器官无器质性病变的痛经，占痛经90%以上；继发性痛经指由盆腔器质性疾病引起的痛经。本节仅叙述原发性痛经。

一、常见病因

（1）原发性痛经的发生主要与月经时子宫内膜前列腺素含量增高有关。

（2）其他：精神、神经因素影响，个体痛阈等。

二、临床表现

主要特点：①原发性痛经在青春期多见，常在初潮后1~2年内发病，30岁以后发生率开始下降；②疼痛多于月经来潮后开始，最早出现在月经前12小时，以行经第1日疼痛最剧烈，持续2~3日后缓解，疼痛常呈痉挛性，通常位于下腹部耻骨上，可放射至腰骶部和大腿内侧；③可伴有恶心、呕吐、腹泻、头晕、乏力等症状，严重时面色发白、出冷汗；④妇科检查无异常发现。

三、诊断要点

根据月经期下腹坠痛，妇科检查无阳性体征，排除盆腔器质性病变的存在即可诊断。可行子宫及附件B超、腹腔镜检查辅助诊断。

四、健康解决方案

采用综合治疗措施，包括精神疏导、止痛镇静、通调气血等。

五、方案解析

1. 一般治疗

应重视心理治疗，说明月经时的轻度不适是生理反应，消除紧张和顾虑可缓解疼痛。足够的休息和睡眠、规律而适度的锻炼、戒烟均对缓解疼痛有一定帮助。痛经时可以卧床休息或热敷下腹部。注意经期卫生。

2. 常用药物

（1）口服避孕药：适用于需要采取避孕措施的痛经患者，疗效达90%以上。

（2）前列腺素合成酶抑制剂：对于不需要寻求避孕措施或对口服避孕药效果不好的原发性痛经患者，可以用非甾体抗炎药，治疗有效率可达80%。月经来潮即可开始服用，药物效果佳，连服2~3日。常用药物有布洛芬、酮洛芬、甲氯芬氨酸、双氯芬酸等。

（3）中药：根据中医证型可选用加味逍遥丸、益母草膏、月月舒、乌鸡白凤丸、金刚藤胶囊等。

六、保健贴士

1. 用药注意事项

对痛经伴有月经过多，或有盆腔炎、子宫肌瘤而继发痛经者，应在医师指导下用药。鉴于非甾体抗炎药只对疼痛有缓解作用，不能解除疼痛的致病原因，且长期服用对胃肠道有损伤作用，可诱发胃或十二指肠溃疡，为避免药物对胃肠道的刺激，非甾体抗炎药连续服用不宜超过5天。

2. 保健建议

（1）注重自我保健，适当锻炼，增强体质。

（2）注意经期卫生。经前期及经期少吃生冷寒凉和辛辣等刺激性强的食物，经期要防寒保暖，避免淋雨。

（3）避免不洁性生活。注意避孕，尽量避免宫腔操作。

（4）情绪稳定，精神愉悦；生活规律，劳逸结合，保证睡眠。

第十二章　常见外科及神经科疾病

外科疾病是以手术切除、修补为主要治疗手段的疾病，可分为创伤、感染、肿瘤、畸形和功能障碍五大类。神经系统疾病是发生于中枢神经系统、周围神经系统、自主神经系统的以感觉、运动、意识、自主神经功能障碍为主要表现的疾病，包括周围神经病、脊髓疾病、脑血管病、颅内感染、脱髓鞘疾病、锥体外系疾病、遗传性疾病、神经肌肉接头和肌肉疾病、自主神经系统疾病、神经系统中毒，还有一些神经系统的症状、综合征，如头痛、癫痫、颅内高压综合征等。本章主要就几种常见的外科和神经系统疾病进行介绍。

第一节　痔疮

痔（俗称痔疮）是肛门直肠底部及肛门黏膜的静脉丛发生曲张而形成一个或多个柔软静脉团的一种慢性常见疾病，各年龄阶段都可发病，但随着年龄增长，发病率逐渐增高。痔依据病变部位分（齿状线为界）内痔、外痔、混合痔，其发病主要与各种原因引起的慢性腹压增高有关，如便秘、慢性咳嗽、腹水、腹腔肿瘤、妊娠等。

一、常见病因

关于痔的病因主要有两种学说。首先是静脉曲张学说，认为痔是直肠下段黏膜下和肛管皮肤下的静脉丛淤血、扩张和屈曲所形成的静脉团。然而目前广为接受的理论是肛垫下移学说，认为痔原本是肛管部位正常的解剖结构，即血管垫，是齿状线及以上1.5cm的环状海绵样组织带。只有肛垫组织发生异常并合并有症状时，才能称为痔，才需要治疗，治疗目的是解除症状，而非消除痔体。

二、临床表现

（1）内痔：主要表现是便后出血（滴血和粪块表面血丝）和痔块脱出，出血时多不伴疼痛。

（2）外痔：主要表现是肛门不适，潮湿不洁，有时有瘙痒。

（3）混合痔：表现为内痔和外痔的症状同时存在。

三、诊断标准

主要依据临床表现和肛门直肠检查。

四、健康解决方案

痔的治疗应坚持三个原则：①以非手术治疗和消除病因为主；②有症状的痔重在减轻或消除症状；③手术治疗主要适用于非手术治疗无效，痔脱出严重，较大纤维化内痔、注射等治疗不佳，合并肛裂、肛瘘等。

五、方案解析

（一）药物推荐

1. 常用药物

（1）痔块脱出：选用炉甘石洗剂或高锰酸钾（1∶2000~1∶10000）清洁，回纳痔块；再选择消除水肿的药物外用，如马应龙痔疮栓、复方消痔栓、京万红痔疮膏等。

（2）出血：选用云南白药痔疮膏外敷或纳肛，用药前排便，清水清洗患部，每次1~1.5g，每日2次，10天为1个疗程。

（3）便秘：可选用麻仁丸、开塞露、通便灵等。

（二）用药方案

1. 麻仁丸+复方消痔栓

麻仁丸含火麻仁、苦杏仁、大黄、枳实、厚朴、白芍等，可润肠通便，用于肠燥便秘。痔疮宁栓直肠给药均可凉血止血、清热解毒、燥湿敛疮、消肿止痛。以上药物配合治疗可收显效。

2. 新清宁片+马应龙痔疮栓+五倍子散

新清宁片主要成分为熟大黄，功能有清热燥湿、泻火解毒、化瘀止血，可有效治疗大便秘结，润肠通便。马应龙痔疮栓含麝香、牛黄、珍珠、琥珀、硼砂、冰片、炉甘石等，可清热解毒、去腐生肌。五倍子散外敷可凉血止血、清热解毒、燥湿敛疮、消肿止痛。适用于痔疮肿痛、肛裂疼痛。

3. 复方芦荟胶囊+肛泰栓+京万红痔疮膏

复方芦荟胶囊主要成分为芦荟、青黛、朱砂、琥珀，可调肝益肾、清热润肠、宁心安神，适用于习惯性便秘、大便燥结。肛泰栓含人工麝香、冰片，可凉血止血、清热解毒、燥湿敛疮、消肿止痛。适用于大肠湿热瘀阻所引起的内痔、外痔、混合痔等出现的便血、肿胀、疼痛。

六、保健贴士

（1）多饮水，多食用富含纤维素的食物。

（2）加强体育锻炼，养成定时大便的习惯。

（3）少食辛辣、干燥食品。

（4）保持肛门周围清洁。

（5）已发生痔疮者，轻者可用痔疮膏外敷，重者应到医院就诊。

第二节 烧烫伤

烧烫伤是生活中常见的意外伤害，沸水、滚粥、热油、热蒸气等烧烫是常会发生的事。对某些烧烫伤，如果处理及时，就不会导致不良的后果。

一、烧烫伤程度分度及临床表现

（1）Ⅰ度烧烫伤：烫伤只损伤皮肤表层，局部轻度红肿、无水疱、疼痛明显。

（2）Ⅱ度烧烫伤：烫伤是真皮损伤，局部红肿疼痛，有大小不等的水疱。

（3）Ⅲ度烧烫伤：烫伤是皮下，脂肪、肌肉、骨骼都有损伤，并呈灰或红褐色。

二、常见救护措施

烧烫伤的程度不同，救护措施也不同。

对Ⅰ度烧烫伤，应立即将伤口处浸在凉水中进行“冷却治疗”，它有降温、减轻余热损伤、减轻肿胀、止痛、防止起疱等作用，如有冰块，把冰块敷于伤口处效果更佳。“冷却”30分钟左右就能完全止痛。随后用鸡蛋清或万花油或烫伤膏涂于烫伤部位，这样只需3~5天便可自愈。应当注意，这种“冷却治疗”在烧烫伤后要立即进行，如过了5分钟后才浸泡在冷水中，则只能起止痛作用，不能保证不起水疱，因为这5分钟内烧烫的余热还会继续损伤肌肤。如果烧烫伤部位不是手或足，不能将伤处浸泡在水中进行“冷却治疗”时，则可将受伤部位用毛巾包好，再在毛巾上浇水，若冰敷效果可能更佳。如果穿着鞋袜或衣服部位被烫伤，千万不要急于脱去被烫部位的鞋袜或衣裤，否则会使表皮随同鞋袜、衣裤一起脱落，这样不但痛苦，而且容易感染，迁延病程。最好的方法是马上用冷水隔着衣裤或鞋袜浇到伤处及周围，然后再脱去鞋袜或衣裤，这样可以防止揭掉表皮，发生水肿和感染，同时又能止痛。接着，再将伤处进行“冷却治疗”，最后涂万花油或烫伤膏便可。

若烧烫伤者经“冷却治疗”一定时间后，仍疼痛难受，且伤处长起了水疱，这说明是“Ⅱ度烧烫伤”。这时不要弄破水疱，要迅速到医院治疗。

对Ⅲ度烧烫伤者，应立即用清洁的被单或衣服简单包扎，避免污染和再次损伤，创伤面不要涂擦药物，保持清洁，迅速送医院治疗。

三、健康解决方案

对症处理+药物治疗。

四、方案解析

（一）药物推荐

1. 治疗原则

小面积轻度烧烫伤按外科原则，及时给予清创、保护创面，大多能自行愈合。大面积烧烫伤全身反应重，并发症多，死亡率和致残率高，应及时入院治疗。

2. 常用药物

（1）外用：如美宝烫伤膏、京万红烫伤膏，在清创后使用。

（2）抗生素：依烧烫伤面积、程度、清洁度选择。

注意：当遇到各种化学烧伤，伤及眼睛、食管等处时，在现场要及时用大量清水冲洗，绝不可等到医院再处理，以免使组织受到严重的腐蚀烧伤，导致眼睛失明或食管形成瘢痕。烧烫伤伤口尽量不要包扎，使用湿润暴露疗法能使伤口快速愈合，伤口恢复平整，避免留瘢。

（二）用药方案

1. 第三代头孢菌素抗生素+美宝烫伤膏+必理通

第三代头孢菌素抗生素抗菌谱广，抗菌活性强，可防治继发感染。美宝烫伤膏含黄连、黄柏、黄芩、地龙、罂粟壳等成分，有清热解毒、止痛生肌的功效，用于各种烧、烫、灼伤。必理通有镇痛作用。

2. 绿药膏＋美宝烫伤膏＋左氧氟沙星胶囊

绿药膏可抑制细菌的生长，适用于皮肤感染，如疖、痈、蜂窝组织炎或烧伤后感染等。美宝烫伤膏含黄连、黄柏、黄芩、地龙、罂粟壳等成分，有清热解毒、止痛生肌的功效，用于各种烧、烫、灼伤。左氧氟沙星胶囊为喹诺酮类抗生素，口服片剂可有效抑制细菌繁殖。

3. 京万红烫伤膏＋布洛芬缓释片＋头孢克洛

京万红烫伤膏有促进烧烫伤创面的愈合作用，能抑制细菌和真菌的生长，可解毒消肿、止痛生肌，适用于烧烫、电灼伤引起的红肿起疮、疮面溃烂等，涂敷患部，每日1次。头孢克洛是头孢类抗生素，具有广谱抗菌作用，可防治继发感染。布洛芬缓释片有镇痛作用，可有效缓解疼痛。

四、保健贴士

（1）化工、电力等危险作业时，应注意劳动保护，严格执行操作规程。

（2）暖水瓶等危险物品应放在儿童触及不到的地方。

（3）一旦发生烧烫伤，应立即用身边的凉水冲洗伤处，以减轻局部热度。

第三节　乳腺小叶增生

乳腺小叶增生是乳腺增生性疾病中最为常见的一种非肿瘤、非炎症性的增生性病变，占乳房疾病中的70%左右，可发生于青春期以后任何年龄的妇女。

一、病因

引起乳腺小叶增生的原因很多，但主要与内分泌失调或精神情志有密切关系。雌、孕激素比例失调，使乳腺实质增生过度和复旧不全。

二、临床表现

本病病程较长，发展缓慢。一侧或双侧乳房胀痛和肿块是本病的主要表现，部分患者具有周期性。乳房胀痛一般于月经前明显，月经后减轻，严重者整个月经周期都疼痛。体检发现一侧或双侧乳房内有大小不一，质韧的单个或多个的结节，可有触痛，与周围分界不清，亦可表现为弥漫性增厚。

三、诊断要点

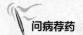

根据以上临床表现，本病诊断并不困难。但要特别注意乳腺癌与本病有同时存在的可能，应嘱患者每隔3~6个月复查。

四、健康解决方案

目前对乳腺增生尚无有效的治疗方法，可用中药疏肝理气、活血通络，辅以维生素和激素类药。

五、方案解析

多数患者在发病数月至一两年常能自行缓解。如症状较重，可使用药物进行治疗。

1. 一般治疗

乳腺增生的发生往往与劳累、生活不规律、精神紧张、压力过重有关，所以平时应劳逸结合，保证充足的睡眠，少熬夜。适当进行跑步、扩胸等可以增强胸部健美的运动。最好不要佩戴过紧或是有挤压隆胸效果的胸罩，以免影响乳房的新陈代谢和淋巴回流，导致乳腺增生。

2. 常用药物

（1）中药：使用中药方剂既可纠正体内的内分泌失调，又可使局部肿块软坚散结，标本兼治，疗效显著，复发率低。如逍遥散、乳癖消颗粒、小金丸、乳康贴、桂枝茯苓丸、乳核内消颗粒、乳宁胶囊、乳康片等。

（2）西药：对症状较重的患者，可用三苯氧胺，于月经干净后5天开始服用，每天2次，每次10mg，连用15日后停药。

（3）物理辅助疗法：以磁环负极绑附在疼痛局部上，数小时后可以止住疼痛，若常用会使局部疼肿改善，但是不能治病根。

六、保健贴士

1. 用药注意事项

三苯氧胺治疗乳腺小叶增生效果好，但因对子宫内膜及卵巢有影响而不宜长期服用。

2. 保健建议

（1）根据年龄不同，及时进行乳房体查。学会乳房自我检查：用食指（示指）、中指和无名指的指腹掌面，慢慢地在乳房上滑动，体会下方有无肿物。一般用左手检查右侧乳房，右手检查左侧乳房。应循序对乳房外上（包括腋尾部）、外下、内下、内上各象限及中央区作全面检查。要细致，不要有遗漏的部位，并比较两侧乳房有何不同。

（2）饮食以清淡为主，多吃绿叶蔬菜、新鲜水果。在无医嘱的情况下，不要自行服用蜂胶、蜂王浆、花粉及一些含激素的口服液，特别是处于更年期的女性，更不要借助补品来改变雌激素水平下降的现状。

第四节　腰椎间盘突出症

腰椎间盘突出症是较为常见的疾患之一，主要是因为腰椎间盘各部分（髓核、纤维环及软骨板），尤其是髓核，有不同程度的退行性改变后，在外力因素的作用下，椎间盘的纤维环破裂，髓核组织从破裂之处突出（或脱出）于后方或椎管内，导致相邻脊神经根遭受刺激或压迫，从而产生腰部疼痛，一侧下肢或双下肢麻木、疼痛等一系列临床症状。腰椎间盘突出症以第4、5腰椎间盘，第5腰椎与第1骶椎间盘发病率最高，约占95%。

一、常见病因

1. 腰椎间盘的退行性改变是基本因素

髓核的退变主要表现为含水量的降低，并可因失水引起椎节失稳、松动等小范围的病理改变；纤维环的退变主要表现为坚韧程度的降低。

2. 损伤

长期反复的外力造成轻微损害，加重了退变的程度。

3. 椎间盘自身解剖因素的弱点

椎间盘在成年之后逐渐缺乏血液循环，修复能力差。在上述因素作用的基础上，某种可导致椎间盘所承受压力突然升高的诱发因素，即可能使弹性较差的髓核穿过已变得不太坚韧的纤维环，造成髓核突出。

4. 遗传因素

腰椎间盘突出症有家族性发病的报道。

5. 腰骶先天异常

包括腰椎骶化、骶椎腰化、半椎体畸形、小关节畸形和关节突不对称等。上述因素可使下腰椎承受的应力发生改变，从而构成椎间盘内压升高和易发生退变和损伤。

6. 诱发因素

在椎间盘退行性改变的基础上，某种可诱发椎间隙压力突然升高的因素可致髓核突出。常见的诱发因素有增加腹压、腰姿不正、突然负重、妊娠、受寒和受潮等。

二、临床表现

1. 症状

（1）腰痛：腰椎间盘突出症患者绝大多数有腰痛。

（2）坐骨神经痛：疼痛为放射性，由臀部、大腿后外侧，小腿外侧至足跟部或足背。有的患者为缓解疼痛，行走时取前倾位，卧床时取弯腰侧卧屈髋屈膝位。

（3）马尾综合征：中央型的腰椎间盘突出可压迫马尾神经，出现大小便障碍，鞍区感觉异常。

2. 主要检查

（1）腰椎X线平片：通常作为常规检查。

（2）CT检查：能更好显示脊柱骨性结构的细节。

（3）磁共振（MRI）检查：MRI无放射性损害，能清楚地显示人体解剖结构的图像，对腰椎间盘突出的诊断有极大的帮助。

三、诊断

典型患者结合病史、临床表现和影像学检查综合分析。

四、健康解决方案

非手术治疗适应证：①初次发病，病程较短者；②休息以后症状可自行缓解者；③由于全身疾病或局部皮肤疾病，不能手术者；④自己不愿手术者。

手术治疗适应证：①腰腿痛症状严重，反复发作，半年以上非手术治疗无效，且病情逐渐加重，影响工作和生活者；②中央型突出者，有马尾神经综合征、括约肌功能障碍者，应按急诊进行手术；③有明显的神经受累表现者。

五、方案解析

（一）药物推荐

1. 非药物治疗

绝对卧床休息，配合牵引、理疗和推拿按摩治疗。

2. 药物推荐

（1）腰痛：非甾体抗炎药、双氯芬酸二乙胺乳胶剂、3-（4-联苯基羰基）丙酸（芬布芬）。

（2）腰部活动受限或有腰部扭伤、劳累史、受寒史：舒筋健腰丸。

（3）有腰部扭伤、劳累史或受寒史：外用奇正消痛贴膏、麝香壮骨膏。

（4）骨质疏松：补钙剂。

（二）用药方案

1. 芬布芬+舒筋健腰丸+钙剂

芬布芬用于止痛、消炎；舒筋健腰丸舒筋通络，改善关节；钙剂用于改善关节症状。

六、保健贴士

（1）平时要有良好的坐姿，睡眠的床不宜太软。长期伏案工作者需要注意桌、椅高度，定期改变姿势。

（2）职业工作中需要常弯腰动作者，应定时进行伸腰、挺胸活动，并使用宽的腰带。

（3）应加强腰背肌训练，增加脊柱的内在稳定性，长期使用腰背者，尤其需要注意腰背肌锻炼，以防止失用性肌肉萎缩带来的不良后果。

（4）如需弯腰取物，最好采用屈髋、屈膝下蹲方式，减少对腰椎间盘后方的压力。

第五节　神经衰弱

神经衰弱是由于长期处于紧张和压力下，出现精神易兴奋和脑力易疲乏现象，常伴有情绪烦恼、易激惹、睡眠障碍、肌肉紧张性疼痛等；这些症状不能归于脑、躯体疾病及其他精神疾病。症状波动多与心理社会因素有关，病程迁延。

一、常见病因

目前大多数学者认为，精神因素是造成神经衰弱的主因。凡是能引起持续的紧张心情和长期的内心矛盾的因素，使神经活动过程强烈而持久地处于紧张状态，超过神经系统张力的耐受限度，即可发病。

二、临床表现

（1）衰弱症状：表现为精神疲乏，脑力迟钝，注意力不集中，记忆困难，工作学习不能持久，并有工作效率显著减退，即使充分休息也不能消除疲劳感。

（2）兴奋症状：工作、学习、用脑引起兴奋、回忆联想增多，控制不住，对声光敏感、并且语言增多。

（3）情绪症状：紧张、易激动、烦热。

（4）心理症状：紧张性疼痛（头痛、头胀、腰背或肢体痛，部位不固定），睡眠障碍（如入睡困难、多梦、易醒、易醒后不易再入睡、乏力）等。

三、健康解决方案

此病的治疗原则是在详细检查排除器质性疾病后，应用心理治疗、行为疗法、配合药物及物理治疗，可以获得较好的疗效。

四、方案解析

1. 治疗原则

心理治疗为主，药物治疗为辅。

2. 常用药物

（1）抗焦虑：阿普唑仑。

（2）抗抑郁：盐酸氟西汀、帕罗西汀。

（3）记忆力减退：吡拉西坦、银杏叶片。

（4）睡眠障碍：安神胶囊、安神补脑液等。

（5）头痛：天麻头痛片等。

五、保健贴士

（1）建立有规律的生活作息，安排好工作、学习和休息。

（2）科学用脑，防止大脑过度疲劳。

（3）根据个人的体力、爱好，每天坚持适当的有氧运动。

第六节 失眠

失眠是指睡眠的始发和维持发生障碍，致使睡眠的质和量不能满足个体正常需要的一种状况。失眠的表现有多种形式，包括难以入睡、睡眠不深、易醒、多梦早醒、醒后不易再入睡、醒后不适感和疲乏，或白天困倦。失眠可引起患者焦虑、抑郁或恐怖心理，并导致精神活动效率下降，妨碍社会功能。

一、常见病因

（1）急性应激：常见的情况如一过性的过度兴奋、焦虑、精神紧张、躯体不适、睡眠环境改变、跨越时区的时差反应等，均可引起一过性或短期失眠。

（2）药物因素：常见的有咖啡因、茶碱、甲状腺素、可卡因、皮质激素和抗震颤麻痹药等，均可引起失眠。

（3）心理性因素：患者常常过分关注自己的入睡困难，担心失眠，担心因失眠而影响次日的工作，结果越想尽快入睡就越清醒，以致难以入睡。此类失眠约占失眠总数的30%。

（4）精神疾病：如躁狂症因昼夜兴奋不安而少眠或不眠，以及抑郁症导致的早醒。

（5）躯体因素：各种躯体疾病引起的疼痛、痒、鼻塞、呼吸困难、气喘、咳嗽、尿频、恶心、呕吐、腹胀、腹泻、心悸等，均可引起入眠困难和睡眠不深。

（6）大脑弥散性病变：慢性中毒、内分泌疾病、营养代谢障碍、脑动脉硬化等各种因素引起的大脑弥散性病变，早期症状常为失眠。表现为睡眠时间减少、间断易醒、深睡期消失，病情加重时可出现嗜睡及意识障碍。

二、临床表现

（1）睡眠过程障碍：入睡困难、睡眠质量下降和睡眠时间减少。

（2）日间认知功能障碍：记忆功能下降、注意功能下降、计划功能下降，从而导致白天困倦、工作能力下降，在停止工作时容易出现日间嗜睡现象。

（3）大脑边缘系统及其周围的自主神经功能紊乱：心血管系统表现为胸闷、心悸、血压不稳定、周围血管收缩扩展障碍；消化系统表现为便秘或腹泻、胃部闷胀；运动系统表现为颈肩部肌肉紧张和腰痛。情绪控制能力减低，容易生气或者不开心；男性容易出现阳痿，女性常出现性欲减低等表现。

（4）其他系统症状：如短期内体重减低，免疫功能减低和内分泌功能紊乱。

三、诊断标准

依据《中国成人失眠诊断与治疗指南》，有以下表现者：①失眠表现入睡困难，入睡时间超过30分钟；②睡眠质量下降，睡眠维持障碍，整夜觉醒次数≥2次，早醒；③总睡眠时间减少，通常少于6小时。

在上述症状基础上同时伴有日间功能障碍。睡眠相关的日间功能损害包括：①疲劳或全身不适；②注意力、注意维持能力或记忆力减退；③学习、工作和（或）社交能力下降；④情绪波动或易激惹；⑤日间思睡；⑥兴趣、精力减退；⑦工作或驾驶过程中错误倾向增加；⑧紧张、头痛、头晕，或与睡眠缺失有关的其他躯体症状；⑨对睡眠过度关注。

失眠根据病程分为：①急性失眠，病程≥1个月；②亚急性失眠，病程≥1个月，<6个月；③慢性失眠，病程≥6个月。

四、健康解决方案

需要医患共同努力，密切配合。主要治疗措施包括关于“失眠”知识的教育或交流，查找与分析病因，坚持治疗计划，树立治疗信心。

五、方案解析

1. 认知疗法

帮助患者对失眠引起的症状及苦恼有一个客观的、正确的理解和认识，以减少消极情绪。

2. 行为治疗

在患者对失眠有正确认识的基础上，建立一套能促进良好睡眠的行为方式，包括正常的觉醒睡眠节律，入睡前后使身体和心理充分放松，可采用睡前温水洗脚，进食易消化的食物，避免过于兴奋的娱乐活动，也可进行放松训练，采用深呼吸、想象等方式放松自己。

3. 用药方案

（1）偶尔失眠：唑吡坦。

（2）精神紧张、恐惧睡不着：氯美扎酮。

（3）夜间易醒、早醒者：三唑仑。

（4）老年人失眠：10%水合氯醛。

（5）入睡非常困难：艾司唑仑。

（6）抑郁型早醒：阿米替林、氟西汀。

4. 物理治疗

如重复经颅磁刺激，可以和药物联合治疗迅速阻断失眠的发生，特别适用于妇女哺乳期间的失眠治疗，特别是产后抑郁所导致的失眠。

六、保健建议

（1）首先建立信心，生活规律、定时睡觉，睡前放松心情，保证卧室安静。

（2）保持适度运动，晚餐不宜过饱，睡前不饮茶和咖啡等刺激性饮料。

第十三章 常见五官科疾病

五官科疾病是与眼、耳、鼻、咽喉、口腔五个器官相关的疾病。五官科疾病除引起病变器官生理功能改变，并引发相应症状外，还可扩散至周围组织器官，引发周围组织病理改变，甚至引发全身生理和病理改变，严重影响身体健康，不容忽视。

第一节 角结膜干燥症

角结膜干燥症又称干眼症，是指各种原因引起的泪液质或量异常，或动力学异常导致的泪液稳定性下降，并伴有眼部不适和（或）眼组织病变特征的多种疾病的总称。

一、病因

目前认为干眼症主要基于免疫的炎症反应、细胞凋亡或性激素水平的改变。

二、临床表现

视力疲劳、异物感、干涩感和怕光感，在睁眼暴露结膜数秒钟后，干燥症更为明显。

三、诊断

主要通过典型的临床表现来诊断。典型症状有视力疲劳、异物感、干涩感和怕光感，另外需结合球结膜刮片检查和泪膜的相关检查（泪膜稳定性检查、眼表上皮活性染色、泪液渗透压的测定等）来诊断。

四、健康解决方案

消除诱因，缓解症状，减少痛苦。

五、方案解析

1. 积极消除诱因

避免干燥、通风过强及烟雾环境。

2. 对症治疗、缓解症状

（1）眼干涩：聚乙烯醇滴眼液。

（2）眼痒：色甘酸钠滴眼液。

（3）眼疲劳：萘敏维滴眼液、珍珠明目滴眼液。

（4）眼部充血红肿：如继发病毒感染，推荐阿昔洛韦滴眼液；如继发细菌感染，推荐利福平滴眼液、妥布霉素滴眼液、氧氟沙星滴眼液、氯霉素滴眼液。

六、保健贴士

1. 用药注意事项

在使用时必须认真阅读药品使用说明书，以免过量使用某些药物成分导致严重不良反应。

2. 保健建议

（1）使用电脑时，双眼平视或轻度向下注视荧光屏，避免长时间连续操作，切忌"目不转睛"。

（2）周围环境的光线要柔和。吹空调不宜太久，在座位附近放置茶水，以增加周边的湿度。

（3）养成良好的生活习惯，保证充足的睡眠、不熬夜。

（4）要经常眨眼，眨眼至少要保证4~5次/分钟。

第二节　急性结膜炎

急性结膜炎俗称红眼病，主要症状为眼部红、肿、热、痛。发病急，传染性强，可重复感染，各年龄段都可能发病。潜伏期1~3天，且多数为双眼发病，发病3~4天炎症最重，以后逐渐减轻，病程多少于3周。

一、常见病因

常见致病菌有肺炎双球菌、金黄色葡萄球菌和流感嗜血杆菌。

二、临床表现

患眼灼热感甚至灼烧感、畏光，异物感，眼睑红肿，分泌物多、流泪；晨起时，眼睑被分泌物粘住，不易睁开；严重时，视力也会有一定程度的下降。

三、诊断标准

主要是通过典型的临床表现来诊断，另外需结合眼睑、结膜的检查以及耳前淋巴结或颌下淋巴结的检查来诊断。有条件时可进行细菌培养，并做药敏实验。

四、健康解决方案

消除原因+缓解症状。

五、方案解析

1. 消除原因

细菌性感染应使用抗生素，如磺胺醋酰钠、氟哌酸（诺氟沙星）、氯霉素、红霉素、金霉素或四环素等抗生素眼膏。

2. 对症治疗、缓解症状

（1）患眼分泌物多时，以生理盐水或2%硼酸水擦洗。

（2）清热解毒中成药的应用，如银翘解毒丸、清开灵口服液、复方熊胆胶囊。

六、保健贴士

1. 用药注意事项

用药时必须认真阅读药品使用说明书，以免过量使用某些药物导致严重不良反应。

2. 保健建议

（1）平时注意眼部卫生，养成不揉眼、勤洗手的良好生活习惯；不共用毛巾、脸盆；流行期间尽量不到公共场所去；尽可能避免与患者及其使用过的物品接触。

（2）治疗期间注意隔离，对个人用品或公用物品要注意消毒隔离（煮沸消毒）。

（3）点眼药或睡眠时，头偏向患侧，避免患眼分泌物流向健侧眼；滴眼液瓶口不要触及眼及分泌物，以防污染瓶口造成交叉感染。

（4）禁忌热敷及包盖患眼。

第三节　口腔溃疡

口腔溃疡，又称复发性口疮，是一种以周期性反复发作为特点的口腔黏膜局限性溃疡损害，有自痛性，多生于口腔黏膜的任何部位，以唇、舌部多见，严重者可以波及咽部黏膜。

一、常见病因

（1）感染：细菌、病毒等微生物的感染。

（2）营养不良、维生素微量元素缺乏：如缺铁、叶酸、维生素B_{12}以及锌等；

（3）消化系统疾病：如胃肠溃疡炎症、便秘、腹泻等疾病的影响；

（4）内分泌失调：如工作劳累、精神萎靡、情绪波动、神经功能紊乱失调等。

二、临床表现

溃疡单个或由数个连成一片，溃疡表浅、边缘整齐、外观呈灰黄色或灰白色，上覆盖黄白渗出膜，周围黏膜充血，水肿而有红晕，局部有烧灼样疼痛，于进餐时加重，影响进食、说话；伴有口臭、口干、尿黄、大便干等症状；疼痛严重者，有坐卧不宁、寝食不安、情绪低落等症状。

三、诊断

主要是通过典型的临床表现来诊断。

四、健康解决方案

消除原因+增强免疫力+缓解症状+减少痛苦。

五、方案解析

1. 消除原因、增强免疫力

转移因子口服液等。

2. 对症治疗、缓解症状

（1）溃疡面：冰硼散、蜂胶口贴。

（2）头局部痛、头晕、目眩、易怒、口苦：龙胆泻肝丸。

（3）反复发作，绵延不断：玄麦甘橘颗粒、知柏地黄丸。

六、保健贴士

1. 用药注意事项

在使用抗生素时，应注意药物的过敏反应，必须认真阅读药品使用说明书，以免过量使用某些药物成分导致严重的不良反应。

2. 保健建议

（1）注意口腔卫生，每日彻底清洁口腔，然后局部涂药。

（2）多休息、多饮水、清淡饮食、多吃新鲜果蔬，以营养丰富、新鲜清洁、无刺激性的流质饮食为主，禁食辛辣，刺激性食物，餐具常消毒。

第四节　中耳炎

中耳炎是以传导性耳聋及鼓室积液为主要特征的中耳非化脓性炎性疾病。冬春季多发，是儿童和成人常见的听力下降原因之一。本病可分为慢性和急性两种。急性中耳炎病程迁延6~8周，中耳炎未愈者可称为慢性中耳炎，慢性中耳炎亦可缓慢起病或由急性中耳炎反复发作，迁延转化而来。

一、常见病因

咽鼓管功能障碍，中耳局部感染，变态反应等。

二、临床表现

典型表现有听力减退、耳痛、耳鸣、脓液渗出、低调间歇性耳鸣、患耳耳闷等症状。

三、诊断

主要是通过典型的临床表现来诊断，另外还要做耳镜、听力检查等来辅助诊断。

四、健康解决方案

消除原因、缓解症状、减少痛苦。

五、方案解析

1. 消除原因

急性期全身应用足量、敏感抗生素；单纯型以局部用药为主，可用抗生素水溶液或抗生素与类固醇激素药物混合液，如0.25%氧霉素（环丝氨酸）液、氯霉素可的松液、氧氟沙星滴耳液等外用。

2. 对症治疗、缓解症状

（1）耳内流脓、恶臭：3%双氧水（过氧化氢）清洗外耳道及中耳腔内脓液，再用棉花签拭净。

（2）耳痒、耳痛：外用氧氟沙星滴耳液、洛美沙星滴耳液。

（3）抗生素：内服阿莫西林、头孢拉定、氧氟沙星、阿奇霉素。

（4）耳鸣、听力下降：耳聋左慈丸、知柏地黄丸。

六、保健贴士

1. 用药注意事项

在使用抗生素时，应注意药物的过敏反应，必须认真阅读药品使用说明书，以免过量使用某些药物成分导致严重的不良反应。

2. 保健建议

（1）注意休息，保证睡眠，保持周围环境的安静，积极防治感冒。

（2）注意室内空气流通，保持鼻腔畅通，积极治疗鼻腔疾病，擤鼻涕不能用力和同时压闭两只鼻孔，应交叉单侧擤鼻涕。

（3）中耳炎患者不宜游泳、淋浴，洗发时防止水液侵入。注意保持外耳道的洁净与干燥。

（4）乘坐飞机时中耳炎的防护：飞机起飞或下降时，可吃零食，使用吞咽、软腭运动、下颚活动等动作来减少患病概率。

第五节　鼻窦炎

鼻窦炎是一个或多个鼻窦黏膜的化脓性炎症，可分为急性和慢性两类。急性鼻窦炎多继发于急性鼻炎或感冒后，以鼻塞、脓性鼻涕多、头痛为主要特征，可伴发热及全身不适症状。慢性鼻窦炎常继发于急性鼻窦炎，因急性鼻窦炎反复发作而形成，以脓性鼻涕多为主要表现，可伴有轻重不一的鼻塞、头痛及嗅觉障碍。

一、常见病因

（1）身体抵抗力下降，变态反应体质，如贫血、流感、麻疹、猩红热、白喉等均可诱发。

（2）其他鼻腔疾病：鼻息肉、变态反应性鼻炎、鼻腔异物或鼻腔肿瘤。

（3）外伤骨折，游泳污水进入鼻窦内，鼻腔内填塞物置留时间过久；高空飞行迅速下降，窦腔与外界形成相对的负压，将鼻腔分泌物吸入鼻窦等。

二、临床表现

局部症状有鼻塞、流脓涕、头痛等，或伴有嗅觉障碍；全身症状轻重不等，较常见的有精神不振、易倦、记忆力减退、注意力不集中等表现。

三、诊断

主要是通过典型的临床表现来诊断，另外还可以通过鼻镜或鼻内窥镜检查，可见鼻黏膜充血肿胀，中鼻道有脓性分泌物等来诊断。

四、健康解决方案

消除原因+注意休息+缓解症状。

五、方案解析

1. 消除原因、注意休息、避免感冒

2. 对症治疗、缓解症状

（1）鼻塞、流黄涕量多、发热恶寒、头痛、咽喉不利：鼻渊胶囊、鼻渊舒口服液。

（2）鼻塞、黄浊涕黏稠如脓样、有臭味、嗅觉差、头痛剧烈、发热、口苦咽干、烦躁：鼻炎康片。

（3）鼻塞较重、鼻涕黏白或黄稠量多、嗅觉差、头晕：通窍鼻炎片、参苓白术丸。

（4）鼻塞、流浊涕有腥臭味、量多色黄、不闻香臭伴头痛、口干不欲饮：千柏鼻

炎片、滴通鼻炎水。

六、保健贴士

（1）注意鼻腔卫生，游泳时尽量把头都露出水面，有牙病要彻底治疗。

（2）加强体育锻炼，增强体质，不要过度疲劳。

（3）保持室内空气流通，预防感冒，应避免直接吹风及阳光直射，平时可常做鼻部按摩。

（4）禁烟、酒、辛辣食品，遵医嘱及时用药。

第六节　慢性咽炎

慢性咽炎是一种常见病，为咽部黏膜、黏膜下及淋巴组织的弥漫性慢性炎症，常为上呼吸道慢性炎症的一部分。临床表现为咽部异物感、痒感、灼热感、干燥感或微痛感，常有黏稠分泌物附着于咽后壁，使患者晨起时出现频繁的刺激性咳嗽伴恶心。多发于成年人，病程长，症状顽固，较难愈合。

一、常见病因

（1）因屡发急性咽炎未能彻底治愈而转成慢性。

（2）长期粉尘或有害气体刺激、烟酒过度或其他不良生活习惯、鼻窦炎分泌物刺激、过敏体质或身体抵抗力减低等。

（3）职业因素：多发于嗓音工作者，如教师、演员等。

（4）其他：可见于胃食管反流、长期便秘、支气管炎、哮喘、贫血、肝脏病变及糖尿病等局部或全身性疾病。

二、临床表现

局部表现为咽部不适，或疼，或痒，或干燥感、灼热感、烟熏感、异物感等；有刺激性咳嗽，晨起用力咳出分泌物，易引起恶心、呕吐。慢性单纯性咽炎表现为咽部黏膜慢性充血；肥厚性咽炎主要表现为咽部黏膜充血肥厚，黏膜下有广泛的结缔组织及淋巴组织增生；慢性萎缩性咽炎主要表现为黏膜层及黏膜下层萎缩变薄，咽后壁有痂皮附着，分泌减少。

三、诊断

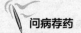

主要是通过典型的临床表现来诊断，另外还可以通过喉镜辅助诊断。

四、健康解决方案

消除原因+缓解症状。

五、方案解析

1. 积极消除病因、诱因

2. 对症治疗

清喉利咽，缓解症状。

（1）外用：用复方氯己定含漱液（口泰）、复方硼砂溶液等漱口液漱口，或者碘甘油涂于咽壁。

（2）局部用药：安吉含片、西地碘含片。

（3）止痛药：芬布芬、对乙酰氨基酚。

（4）伴细菌感染：头孢拉定、阿莫西林。

六、保健贴士

（1）坚持早晚刷牙，注意口腔卫生。

（2）加强身体锻炼，增强体质，预防呼吸道感染，忌烟酒。

（3）积极治疗咽部周围器官疾病。治疗慢性咽炎不要滥用抗生素，应纠正张口呼吸的不良习惯。

（4）保持室内合适的温度和湿度，空气新鲜。保持心情舒畅，避免烦恼忧郁。

（5）饮食宜清淡，多食具有酸、甘、滋阴的食物，如水果、新鲜蔬菜、青果等；多食含胶原蛋白的食物，如猪蹄、猪皮、蹄筋等，有利于慢性咽炎损伤部位的修复。

第七节　晕动病

晕动病即晕车病、晕船病、晕机病，是由于各种原因引起的摇摆、颠簸或旋转、加速运动等所致疾病的统称。晕动病指因身处运动环境而引发的头晕、恶心、呕吐、面色惨白、出冷汗等症状群，“晕车”严重者甚至会出现心律不齐、虚脱、休克等。

一、常见病因

由于交通工具的加、减速，或颠簸震动等，刺激人的前庭迷路引起本病。主要发生于乘车、飞机途中或其后，可因情绪抑郁、精神紧张、过度疲劳及嗅吸异常气味而诱发。

二、临床表现

上腹不适，并伴有恶心、面色苍白、出冷汗、精神抑郁、唾液分泌增加和呕吐等；停止或减速后数十分钟和几小时内消失或减轻，亦有持续数天后才逐渐恢复，并伴有精神萎靡、四肢无力。重复或加速运动后，症状又可再度出现。

三、诊断

根据乘车史和典型表现即可诊断。

四、健康解决方案

加强预防，及时对症处理。

五、方案解析

1. 加强预防

保持通风、凉爽、空气新鲜。旅途中，患者平卧，或将头靠在椅背上闭眼休息。

2. 积极对症治疗、减轻痛苦

（1）外用药：防晕止吐腕带、晕车贴、风油精、白花油、驱风油。

（2）口服用药：盐酸苯环壬酯片（飞赛乐）、茶苯海明片、地芬尼多、苯巴比妥东莨菪碱（晕动片）。

六、保健贴士

（1）晕动症必须以预防为主。凡第一次外出旅行乘坐交通工具、曾有晕车症病史及神经过敏者，在出发前一定保持心情愉快，因为恐惧、悲伤、焦虑等都是晕动症的诱因。

（2）乘车时，尽量保持头不动，闭上眼睛，或凝视另一个不动的物体。旅途不适，可打开汽车的窗户，或到船甲板的前端，或打开飞机头顶的通气孔。

（3）进食低脂、低淀粉食物，忌进食有强烈刺激性气味和味觉的食物，忌抽烟喝酒。避免过饥、过饱和疲劳。

（4）手指按压内关穴，对及时缓解症状和预防本病发生亦有作用。

第十四章　常见皮肤病和性病

皮肤病和性病是一类常见病、多发病，主要病变在皮肤和生殖器等部位。皮肤病和其他各科疾病一样，是人体对病因的生物学反应。它的发生、发展和转归受机体、自然、社会等多种因素的影响，因此在治疗方面必须从整体出发，考虑内在和外在的联系。同时应该做到早期诊断、早期治疗，贯彻预防为主的方针。在治疗皮肤病时，合理的局部治疗和全身治疗、中西医治疗相结合的综合治疗方法是治疗皮肤病的有效途径。

第一节　单纯疱疹

单纯疱疹是一种由单纯疱疹病毒感染所致的急性疱疹性疾病，中医称为热疮。好发于局部如皮肤、口腔黏膜、眼角膜等处，也可引起全身性感染。本病一般可自愈，亦可复发。

一、常见病因

单纯疱疹病毒在人体内不产生永久免疫力，抵抗力减弱时，如呼吸疾病、胃肠功能紊乱、月经期、过度疲劳等，病毒活跃则易发本病。

二、临床表现

I型疱疹病毒引起的疱疹好发于颊内、口唇、眼睑、鼻周等皮肤及皮肤黏膜交界处；II型疱疹病毒引起的疱疹常见于外生殖器。发病初期为皮肤发红、发痒、有烧灼感，随后出现单个或成簇分布的粟粒至绿豆大小水疱，壁薄，疱液清亮，逐渐浑浊或破溃，随后结痂，至痂皮脱落而愈，局部留有暂时性色素沉着。病程1~2周，易于同一部位复发。

三、诊断

根据皮损的特征，一般可做出诊断。无继发感染，一般不做辅助检查。

四、健康解决方案

本病约两周可自愈。治疗主要是缩短病程，预防继发感染及复发。

五、方案解析

1. 积极消除病因、控制病毒感染

外用阿昔洛韦软膏、喷昔洛韦软膏等；内服伐昔洛韦片、阿昔洛韦片、板蓝根颗粒、抗病毒口服液等。

2. 对症治疗、减轻症状

（1）水疱破溃、结痂：利巴韦林、阿昔洛韦、喷昔洛韦。

（2）渗出、脓疱：龙胆紫（甲紫）溶液、过氧化氢溶液。

（3）反复发作：转移因子口服液等内服。

六、保健贴士

（1）保持口腔、面部等皮肤黏膜清洁。

（2）勤洗手，注意公共卫生，尤其周围有疱疹患者时，注意避免交叉感染。

（3）清淡饮食，多饮水，忌食辛辣刺激性食物。

（4）注意休息，防止过度疲劳，彻底治疗原发疾病。

（5）忌用糖皮质激素类软膏，以防病情加重；有继发感染时，可用抗生素，但不宜久用。

第二节　疥疮

疥疮是由于疥虫寄生于皮肤引起的传染性皮肤病。疥疮的典型症状是皮肤剧烈瘙痒（晚上尤为明显），皮疹多发于皮肤皱褶处，特别是会阴部。本病主要通过接触传染，且传染性很强，在家庭或集体宿舍中都可以相互传染。疥虫离开人体能存活2~3天。

一、常见病因

疥螨传播。

二、临床表现

本病多发生于指缝、手腕、肘窝、腋窝、妇女乳房、脐周、腰部、下腹部、股内侧、外生殖器及臀部等皮肤薄嫩部位，头面、掌拓部不易受累，但婴幼儿例外；疥疮皮肤刺痒，皮损多对称，表现为丘疹、丘疱疹及隧道样病变；丘疹或丘疱疹约一粒米大小，淡红色，多见于指缝、腕部等处；隧道为灰白色或浅黑色浅纹，弯曲为隆起，末端可有丘疹和小水疱，隧道多因搔抓等原因而不典型；疥疮白天稍轻，夜晚加重。

三、诊断

根据临床表现可以诊断，另外在隧道顶部查到疥螨可以确诊本病。

四、健康解决方案

抗菌消炎、杀虫止痒、对症治疗、减轻痛苦。

五、方案解析

（1）除虫：10%~20%硫黄软膏或乳膏，20%苯甲酸苄酯软膏或乳膏，5%~10%噻苯达唑乳剂。

（2）止痒：可内服盐酸西替利嗪、氯雷他定胶囊、氯苯那敏（扑尔敏），或外用曲安奈德乳膏、曲咪新乳膏、复方地塞米松乳膏。

六、保健贴士

（1）患者用过的衣服、被褥、鞋袜、帽子、枕巾应彻底消毒、煮沸，或用药水浸泡，或洗净晒干停放15天后再应用。

（2）在单位、集体或家庭中一旦发现疥疮，应尽早隔离并积极治疗，以防传播蔓延。

（3）养成个人良好卫生习惯，出差住店要勤洗澡，注意换床单。

（4）避免过度搔抓，要及时剪指甲，以防通过搔抓感染脓疥。

（5）抹药期间，不洗澡，不更衣，以保证药效，彻底消灭皮肤和衣服上的疥螨。

（6）疗程结束后，换用清洁衣服。

（7）两周后发现新发皮疹者，应再重复第2个疗程。

第三节　湿疹

湿疹是一种常见于皮表及真皮浅层的炎症性皮肤病，皮疹以对称性、渗出性、瘙痒性、多样性和复发性为特征。湿疹持久不愈，则会出现皮损粗糙增厚，苔藓化渗出皲裂等。常在冬季复发或加剧。

婴儿湿疹通常在出生后不久即开始，先在前额、颊部出现粟粒大小丘疹及丘疱疹，渐融合成片，边界不清，瘙痒明显，常哭闹，因不断搔抓而形成糜烂、渗液、结痂，可累及头皮、耳、颈、四肢、前胸、后背等，或伴有消化不良，淋巴结肿大，多为肥胖儿。另有一种干燥型皮疹常见于瘦弱的婴儿，呈暗红色，或淡红色斑片，或密集小丘疹而无水疱，表面附有灰白色糠状鳞屑，常累及面部、躯干和四肢。

一、常见病因

（1）外因：环境、气候、微生物、动物皮毛、植物、理化因素等引起的刺激或变态反应。

（2）内因：食物过敏、皮肤干燥、肠道寄生虫、胃肠功能紊乱、精神情绪变化等都可诱发或加重其症状。

二、临床表现

皮损常发于小腿、手、足、肘窝，呈对称性分布、多样性，有红斑、丘疹、水疱、脓疱、糜烂、结痂等各型皮疹或循序出现，或数种并存。常因剧烈瘙痒而搔抓，结痂、反复搔抓可出现糜烂、增厚、色素沉着等。

三、诊断

根据皮损多样性、对称性，有渗出倾向、瘙痒等特征可明确诊断。真菌检查可与浅表真菌感染鉴别。

四、健康解决方案

去除可疑致病因素，避免刺激，忌食易致敏及刺激性食物，对症治疗。

五、方案解析

1. 去除可疑致病因素

避免刺激，忌食易致敏及刺激性食物。

2. 对症治疗、减轻痛苦

（1）红斑、丘疹、瘙痒：炉甘石洗剂、宝宝湿疹膏、葡萄糖酸氯己定软膏。

（2）糜烂、渗出、脓疱：消炎癣湿软膏、氧化锌软膏、七参连软膏等。

（3）反复发作或经久不愈：可内服用药（严格根据医生处方调配）。

六、保健贴士

（1）注意皮肤卫生，加强皮肤护理，避免过度烫洗、接触过敏原、交叉感染。有继发感染者，可根据医生建议配合使用抗生素。

（2）湿疹患儿应穿松软宽大的棉织品成细软布料，不要穿化纤、羊毛面料衣服。

（3）注意观察患儿对哪些食物过敏，常见的过敏食物有牛奶、鸡蛋、鱼、虾等，母乳喂养时母亲避免吃患儿过敏的食物。碱性肥皂、化妆品、香水也容易刺激婴幼儿诱发湿疹，母亲也要避免使用。

第四节　白癜风

白癜风是种常见的后天性色素脱失性皮肤黏膜病，肤色深的人群比肤色浅的发病率高。任何部位均可出现，但好发于暴露及摩擦部位，如颜面部、颈部、手背、腕部、前臂及腰骶部等，口唇、阴唇、龟头、包皮内侧黏膜亦可累及，部分患者白斑沿神经节段单侧分布，少数患者皮损泛发遍及全身。以青壮年多见，约50%患者20岁以前发病。部分患者有明显季节性，一般春末夏初病情发展加重，冬季缓解。

一、常见病因

自身免疫因素；精神因素，如精神创伤、过度劳累、焦虑、紧张；家族遗传因素等均可诱发本病。

二、临床表现

（1）皮肤症状：初期皮损色素完全脱失，一片或几片，呈瓷白色斑，大小形态不一，常见于指背、腕、前臂、面颈、生殖器及其周围。

（2）白斑表面光滑，无鳞屑或结痂，境界清楚，边缘有色素沉着增加，感觉和分泌功能都正常，无自觉症状。

（3）白斑对日光或紫外线较敏感，日晒后有发红、灼热、起水疱及瘙痒等症状。

三、诊断

根据典型临床表现可以诊断，另外还可以根据活动期皮损内黑色素细胞密度降低，周围黑色素细胞异常增大，后期脱色皮损内无黑色素细胞，实验室检查多巴染色阴性，真皮浅层可见淋巴细胞浸润等实验室检查辅助诊断。

四、健康解决方案

消除病因、对症治疗，尽早规律全程用药。

五、方案解析

1. 积极消除病因

2. 对症治疗、缩短病程

（1）白斑、皮痒：地塞米松片、醋酸泼尼松片、皮炎平。

（2）日晒后出现发红、灼热、水疱：烧烫伤膏。

六、保健贴士

（1）尽量避免服用维生素C，忌辣椒，不宜吃菠菜，因菠菜含大量草酸，易使患部发痒。

（2）多吃含铜丰富的食品，因为体内铜离子含量增高，黑色素的生成亦增加，故应多吃田螺、河蚌、毛蚶等。

（3）黑木耳、海带、海参、芹菜、茄子、香椿芽、胡桃仁、甲鱼、苋菜、韭菜、花菜、黑米饭等均有防治白癜风的作用，可经常食用。忌食草莓、杨梅及鸡肉、羊肉等食物。

（4）禁用刺激性强的化妆品和外用药。

（5）生活规律，避免经常处于紧张和焦虑的精神状态之中。

（6）适当增加日晒，但切忌过度，以防晒伤、皮损扩散。

第五节　痤疮

痤疮是一种累及毛囊皮脂腺的慢性炎症疾病，常见于青年男女，所以又称为“青春痘”，俗名粉刺、暗疮。青春期时，由于体内雄性激素增高，促使皮脂分泌旺盛，毛囊皮脂腺管闭塞，加上细菌侵袭，引发皮肤红肿的反应，从而导致痤疮发生。

一、常见病因

（1）雄激素与皮脂分泌，青春期雄性激素增加及皮脂分泌旺盛，老化的角质很快脱落，与皮脂混合在一起，阻塞毛囊，形成粉刺。

（2）痤疮杆菌在皮脂阻塞毛囊时会快速繁殖，其所产生的化学物质会使毛囊及其周围发炎，加重症状。

（3）生活不规律、熬夜、睡眠不足、情绪不佳、压力过大、饮食习惯不良，都会降低皮肤自我修复能力，使痤疮恶化。

二、临床表现

面部及颈、胸背部多发，多为对称性分布，常伴有皮脂溢出；初发皮损为圆锥形丘疹（如白头粉刺、黑头粉刺），继而可发展为炎性丘疹、脓疱、结节、囊肿，愈后留有色素沉着印、毛孔粗大，甚至瘢痕等皮肤损害。

三、诊断

青年男女，发生在颜面、前胸和背部的散在性黑头粉刺、丘疹、脓疱、结节及囊肿，皮损多对称性分布等，即可诊断。

四、健康解决方案

调节皮脂分泌+防治感染。

五、方案解析

（1）调节皮脂分泌：内服维胺酯胶囊、异维A酸胶丸，外用维A酸乳膏等。

（2）防治感染：内服米诺环素、甲硝唑、替硝唑等，外用甲硝唑凝胶、克林霉素凝胶等。

六、保健贴士

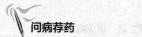

（1）保持心情愉快，保证睡眠充足，不要酗酒、抽烟、喝浓茶等，以免造成内分泌失调。

（2）勤洗头、防晒，每天洗2~3次脸，避免使用粉底、化妆品，每周去角质1次，使用清洁面膜进行毛孔清洁。

（3）饮食清淡合理，多喝水，多吃蔬菜水果、海带，少油、少甜，少食刺激性食物。

（4）养成每天早起排便习惯，保持大便通畅。

（5）忌按摩面部，以免刺激油脂分泌，更易长痘；忌挤压，以免引起化脓。

第六节　尖锐湿疣

尖锐湿疣又称生殖器疣或性病疣，是由人类乳头瘤病引起的性传播疾病，常发生在肛门及生殖器等部位，临床表现为丘疹、乳头状、菜花状或鸡冠状肉质赘生物，表面粗糙角化，故民间有“菜花疮”之称。

一、常见病因

本病为由人类乳头瘤病毒引起的皮肤黏膜良性赘生物。主要通过性接触直接传播，少数可通过日常生活用品如内裤、浴巾、浴盆而传染。

二、临床表现

发生在外生殖器以及肛门部位淡红色丘疹或乳头样、蕈样或菜花样肉质赘生物，有糜烂、渗液、破溃、出血以及脓性分泌物；可能伴有局部感染，尤其是女性有无霉菌性阴道炎、滴虫阴道炎或细菌性阴道病等。

三、诊断

可根据外生殖器官和肛门部位典型菜花形或呈疣状、向外（高出皮面）生长的丘疹、乳头状、菜花状或鸡冠状肉质赘生物，以及实验室检查醋酸白实验阳性诊断。

四、健康解决方案

以局部治疗为主，全身用药需要与局部治疗相结合。保持外阴清洁干燥，减少因其他疾病（如阴道炎）引起阴道分泌物增多。

五、方案解析

（1）积极消除病因、抗病毒治疗：内服如阿昔洛韦；外用如疣迪搽剂、阿昔洛韦软膏。

（2）对症治疗，减轻痛苦。

（3）增强免疫：转移因子口服液、氨基酸、维生素C。

六、保健贴士

（1）治疗期间要进行其他性病的检查，禁止性生活。性伴侣也要检查，有感染时应同时治疗。

（2）勤洗病变局部，保持局部干净、干燥，注意休息，精神放松。

（3）生活用品要单独使用，内裤用肥皂手洗。

（4）女患者不宜冲洗阴道。孕妇避免感染胎儿，可选择剖宫产。

（5）少吃淀粉类、糖类以及刺激性的食物（如辛酸物、油炸类），多食蔬菜水果。

第三篇

特殊人群用药常识

第十五章　小儿用药指导

跟成年人相比较，小儿器官功能发育尚不够成熟健全，对药物的反应性有较大差异，或敏感或迟钝。另外小儿病情多变，因此必须充分了解小儿药物治疗的特点，掌握药物作用机制、药理作用、适应证、用药方法、不良反应和禁忌证，并能精准计算给药剂量。

一、小儿不同发育阶段的用药特点

小儿处于生理和代谢过程迅速变化的阶段，依其特点，小儿发育可分为新生儿期、婴幼儿期和儿童期3个阶段。一般出生后28天内为新生儿期，出生后1个月~3岁为婴幼儿期，3~12岁为儿童期。小儿在不同生长发育阶段，存在不同的用药特点。

（一）新生儿期

新生儿的组织器官及生理功能尚未发育成熟，体内酶系统亦未健全，对于药物的吸收、分布、代谢、排泄等体内过程，不同于其他年龄组儿童，更不同于成人。为了使新生儿安全有效地用药，必须熟悉新生儿药动学的特点。

1. 药物的吸收

（1）局部用药：新生儿体表面积较成人相对大，皮肤角化层薄，局部用药透皮吸收快而多，尤其在皮肤黏膜有破损时，局部用药过多可致中毒。可引起中毒的药物有硼酸、水杨酸、萘甲唑啉，故要防止透皮吸收中毒。

（2）口服：新生儿胃黏膜尚未发育完全，胃酸分泌较少，使不耐酸的口服青霉素吸收较完全。胃排空的时间较长，磺胺等主要在胃内吸收的药物吸收较完全。

（3）注射：皮下或肌内注射可因周围血循环不足而影响吸收分布，一般新生儿不采用。静脉给药吸收最快，药效也可靠，但必须考虑到液体容量、药物制剂和静脉输注液体的理化性质以及输注的速度。大多数静脉用药可由护士给药，但戊巴比妥钠、地西泮等作用剧烈的药物在使用时有引起急性中毒的可能，应由医师配合。另外，普萘洛尔、维拉帕米等少数药物较一般药物更易引起危险，故给药更应慎重。

2. 药物的分布

新生儿总体液量占体重的80%（成人为60%），较成人高，因此水溶液药物在细胞外液稀释后浓度降低，排出也较慢。早产儿的卡那霉素分布容积较成熟儿小，因此血药峰浓度较成熟儿高，易造成卡那霉素中毒，对听神经和肾功能造成影响。

影响药物分布的最重要因素是血浆蛋白与药物结合的程度。新生儿的血浆蛋白浓度较低，加之新生儿的白蛋白为胎儿白蛋白，与药物的结合力低，药物游离型比重大，浓度高，易发生药物中毒。如新生儿使用苯巴比妥容易中毒，是由于婴幼儿血浆蛋白结合药物能力差，游离的苯巴比妥血药浓度过高所致。

某些药物如磺胺药、吲哚美辛、苯妥英钠、水杨酸盐、维生素K、安钠咖、毛花苷C等可与血浆胆红素竞争血浆蛋白，使血中游离胆红素增加。新生儿血-脑屏障尚未形成完全，胆红素易进入脑细胞内，导致核黄疸（新生儿胆红素脑病），甚至引起死亡。

新生儿的组织中脂肪含量低，脂溶性药物不易与之充分结合，使血中游离药物浓度高，容易发生中毒。

3. 药物的代谢

新生儿的酶系统尚不成熟和完备，某些药物代谢酶分泌量少且活性不足，诸如水解作用、氧化作用和还原作用等生化反应能力弱，药物代谢缓慢，血浆半衰期延长。如新生儿应用氯霉素后，由于缺乏葡萄糖醛酸转移酶，不能与葡萄糖醛酸结合成无活性的代谢物，导致血浆中游离的氯霉素增多，使新生儿皮肤呈灰色，引起灰婴综合征。新生霉素也有抑制葡萄糖醛酸转移酶的作用，从而引起高胆红素血症。磺胺药、硝基呋喃类药也可使葡萄糖醛酸转移酶缺乏的新生儿出现溶血。因此，新生儿用药时要考虑到肝药酶的成熟情况，如新生儿黄疸不退，说明其肝药酶尚未发挥充分的解毒作用，应及时给予肝药酶诱导剂（如苯巴比妥）产生酶促作用，使胆红素排出，黄疸消退。

4. 药物的排泄

新生儿肾脏有效循环血量及肾小球滤过率较成人低30%~ 40%，对青霉素的廓清率仅为2岁儿童的17%。很多药物因新生儿的肾小球滤过能力低而影响排泄，致使血浆药物浓度高，半衰期也延长，此种情况在早产儿更显著，甚至可随日龄而改变。所以，一般新生儿用药量宜少，用药间隔时间应适当延长。新生儿肾功能的成熟过程需要8~12个月才能达到成人水平。

（二）婴幼儿期

婴幼儿期的药物代谢比新生儿期显著成熟，但从其解剖生理特点来看，发育依然尚未完全，用药仍需予以注意。

（1）口服给药时以糖浆剂为宜；口服混悬剂在使用前应充分摇匀；维生素AD滴

剂绝不能给熟睡、哭吵的婴儿喂服，以免引起油脂吸入性肺炎。

（2）注射给药：由于婴儿吞咽能力差，且大多数不肯配合服药，在必要时或对垂危患儿可采用注射方法，但肌内注射可因局部血液循环不足而影响药物吸收，故常用静脉注射和静脉滴注。

（3）婴幼儿期神经系统发育未成熟，患病后常有烦躁不安、高热、惊厥，可适当加用镇静剂。对镇静剂的用量，年龄愈小，耐受力愈大，剂量可相对偏大。但是，婴幼儿使用吗啡、哌替啶等麻醉药品易引起呼吸抑制，不宜应用。氨茶碱有兴奋神经系统的作用，使用时也应谨慎。

（三）儿童期

（1）儿童正处在生长发育阶段，新陈代谢旺盛，对一般药物的排泄比较快。

（2）注意预防水、电解质平衡紊乱。儿童对水及电解质的代谢功能还较差，如长期或大量应用酸碱类药物，更易引起酸碱平衡失调，应用利尿剂后也易出现低钠、低钾现象，故应间歇给药，且剂量不宜过大。

（3）糖皮质激素类药应慎用。一般情况下尽量避免给儿童使用肾上腺皮质激素，如可的松、泼尼松等；雄激素的长期应用可使骨骺闭合过早，影响生长发育。

（4）骨和牙齿发育易受药物影响。四环素可引起牙釉质发育不良和牙齿着色变黄，妊娠、哺乳期妇女及8岁以下儿童禁用四环素类抗生素。另外，动物试验证实氟喹诺酮类药可影响幼年动物软骨发育，导致承重关节损伤，因此应避免用于18岁以下的儿童。

二、小儿用药注意事项

应了解小儿不同发育时期的解剖生理特点、药物的特殊反应，严格掌握用药指征，坚持合理用药，从而取得良好疗效。

（1）严格掌握剂量，注意间隔时间。由于小儿的年龄、体重逐年增加，体质强弱各不同，用药的适宜剂量也有较大的差异。近年来，肥胖儿童比例增高，根据血药浓度测定发现，传统的按体重计算剂量的方法，往往血药浓度过高，因此必须严格掌握用药剂量。同时，还要注意延长间隔时间，切不可给药次数过多。在疗效不好或怀疑过量时，应通过测定血药浓度来调整给药剂量和间隔时间。

（2）根据小儿特点，选好给药途径。一般来说，能吃奶或耐受经鼻饲给药的婴幼儿，经胃肠给药较安全，应尽量采用口服给药。新生儿皮下注射容量很小，药物可损害周围组织且吸收不良，故不适用于新生儿。早产儿皮肤很薄，多次肌内注射可发生神经损伤，最好不用。较大的婴幼儿，循环较好，可用肌内注射。婴幼儿静脉给药，一定要按规定速度滴注，切不可过快过急，要防止药物渗出引起组织坏死。要注意不断变换注射部位，防止反复应用同一血管引起血栓静脉炎。另外，婴幼儿皮肤角化层薄，药物很易透皮吸收，甚至中毒，故外用药切不可涂敷过多过厚，用药时间不宜过长。

三、药物的选择

选择药物的主要依据是小儿年龄、病种和病情，同时要考虑小儿对药物的特殊反应和远期影响。

1. 抗生素

小儿容易患感染性疾病，故常用抗生素等抗感染药物。药师既要掌握抗生素的药理作用和用药指征，更要重视其毒副作用。对个体而言，除抗生素本身的毒副作用以外，过量使用抗生素还容易引起肠道菌群失衡，使体内微生态紊乱，引起真菌或耐药菌感染；对群体和社会来讲，广泛、长时间地滥用广谱抗生素，容易产生微生物对药物的耐受性；进而对人们的健康产生极为有害的影响。临床应用某些抗生素时必须注意其毒副作用，如肾毒性、对造血功能的抑制作用等。

2. 肾上腺皮质激素

短疗程用于过敏性疾病、重症感染性疾病等；长疗程用于治疗肾病综合征、血液病、自身免疫性疾病等。哮喘、某些皮肤病提倡局部用药。在使用中必须重视其副作用：①短期大量使用可掩盖病情，故诊断未明确时一般不用；②较长期使用可抑制骨骼生长，影响水、盐、蛋白质、脂肪代谢，引起血压增高和库欣综合征；③长期使用除以上副作用以外，尚可导致肾上腺皮质萎缩，降低免疫力使病灶扩散；④水痘患儿禁用激素，以防加重病情。

3. 退热药

一般使用对乙酰氨基酚和布洛芬，剂量不宜过大，可反复使用。

4. 镇静止惊药

在患儿高热、烦躁不安、剧咳不止等情况下，可考虑给予镇静药。发生惊厥时，可用苯巴比妥、水合氯醛、地西泮等镇静止惊药。婴儿不宜使用阿司匹林，以免发生瑞氏综合征。

5. 镇咳止喘药

婴幼儿一般不用镇咳药，多用祛痰药口服或雾化吸入，使分泌物稀释、易于咳出。哮喘患儿提倡局部吸入β受体激动剂类药物，必要时也可用茶碱类，但新生儿、小婴儿慎用。

6. 止泻药

对腹泻患儿不主张用止泻药，除用口服补液疗法防治水和电解质紊乱外，可适当使用保护肠黏膜的药物，或辅以含双歧杆菌或乳酸杆菌的制剂，以调节肠道微生态环境。小儿便秘一般不用泻药，多采用调整饮食和松软大便的通便法。

四、药物剂量计算

儿童用药剂量较成人更须准确，可按以下方法计算。

1. 按体重计算

按体重计算是最常用、最基本的计算方法，可算出每日或每次需用量。每日（次）剂量=患儿体重（kg）×每日（次）每千克体重所需药量。须连续应用数日的药物，如抗生素、维生素等，可按每日剂量计算，再分2~3次服用；临时对症用药，如退热药、催眠药等，常按每次剂量计算。患儿体重应以实际测得值为准。年长儿按体重计算如已超过成人量则以成人量为上限。

2. 按年龄计算

剂量幅度大、不需十分精确的药物，如营养类药物等，可按年龄计算，比较简单易行。

3. 按体表面积计算

此法较按年龄、体重计算更为准确，因其与基础代谢、肾小球滤过率等生理活动的关系更为密切。小儿体表面积计算公式为：<30kg小儿的体表面积（m^2）=体重（kg）×0.035+0.1；>30kg小儿体表面积（m^2）=〔体重（kg）−30〕×0.02+1.05。

4. 从成人剂量折算

小儿剂量=成人剂量×小儿体重（kg）/50。此法仅用于未提供小儿剂量的药物，所得的剂量一般都偏小，故不常用。

采用上述任何方法计算的剂量，还必须与患儿具体情况相结合，才能得出比较确切的药物用量，如新生儿或小婴儿肾功能较差，一般药物剂量宜偏小；但对新生儿耐受较强的药物如苯巴比妥，则可适当增大用量；重症患儿用药剂量宜比轻症患儿大；须通过血-脑屏障发挥作用的药物，如治疗化脓性脑膜炎的磺胺类药或青霉素类药物剂量也应相应增大。用药目的不同，剂量也不同，如阿托品用于抢救中毒性休克时的剂量要比常规剂量大几倍到几十倍。

第十六章　老年人用药指导

与中、青年人比较，老年人生理、心理等各方面均处于衰退状态。研究表明，药物不良反应发生率随年龄增长而增加。了解老年人各系统、器官和组织的生理、生化功能改变和病理、病理生理学特征，对于正确使用药物，减少或避免药物不良反应以及药源性疾病尤为重要。

一、老年人药动学特点

1. 吸收

老年人胃肠道肌肉纤维萎缩，张力降低，胃排空延缓，胃酸分泌减少，胃液pH值升高，一些酸性药物解离部分增多，吸收减少，胃排空时间延迟，小肠黏膜表面积减少，心排血量降低和胃肠动脉硬化而致胃肠道血流减少，有效吸收面积减少。胃肠功能的变化对被动扩散方式吸收的药物几乎没有影响，如阿司匹林、对乙酰氨基酚、复方磺胺甲基异噁唑等。但对于按主动转运方式吸收的药物，如B族维生素、维生素C、铁剂、钙剂等需要载体参与吸收的药物则吸收减少，营养素的吸收也减少。

2. 分布

人的有效组织体积随年龄增长而减少，脂肪与体重的比例逐渐增大。老年人细胞内液减少，功能减退，脂肪组织增加，而总体液及非脂肪组织减少，使药物分布容积减少。加上心肌收缩无力，心血管灌注量减少，故影响药物的分布。血浆蛋白含量减低，直接影响药物与蛋白的结合，使游离药物浓度增加，作用增强。如华法林的蛋白结合率高，因而老年人血浆蛋白降低，使血中具有活性的游离药物比结合型药物多，常规用量就有造成出血的危险。

3. 代谢

肝脏是药物代谢和解毒的主要场所，老年人由于肝脏重量的减少，肝细胞和肝血流量下降，酶的合成减少，活性降低，药物代谢减慢，半衰期明显延长，代谢能力明显降低，容易受药物损害。老年人肝药酶合成减少，酶的活性降低，药物转化速度减慢，半衰期延长，如利多卡因、苯巴比妥、咖啡因、普萘洛尔、哌唑嗪、氯丙嗪、哌替啶、阿司匹林等。肝细胞合成白蛋白的能力降低，血浆白蛋白与药物结合能力也降低，游离型药物浓度增高，药物效应增强。如普萘洛尔造成的肝性脑病，就是因为血液中游离普萘洛尔增多，造成心输出量减少，供应脑组织的血流量减少，引起大脑供血不足，出现头晕、昏迷等症状。

4. 排泄

肾脏是药物排泄的主要器官，由于肾脏血管硬化，血流减少，老年人肾脏功能仅为年轻人的一半，而且老年人的某些慢性疾病也可减少肾脏的灌注，这些因素均可影响到药物排泄，使药物在体内蓄积，容易产生不良反应或中毒。肾小球随年龄增长而逐渐纤维化，当老年人使用经肾排泄的常规治疗药物时，容易出现蓄积中毒，特别是使用地高辛、氨基糖苷类抗生素、苯巴比妥、四环素类、头孢菌素类、磺胺类、普萘洛尔、钾盐等药物时，应慎重。

二、老年人药效学特点

1. 对中枢神经系统药物的敏感性增高

老年人大脑重量减轻，脑血流量减少，高级神经功能亦衰退，因此对中枢神经系统药物特别敏感，包括镇静催眠药、抗精神病药、抗抑郁药、镇痛药等，特别是在老年人缺氧、发热时更为明显。在地西泮血药浓度相似的情况下，老年人易出现精神运动障碍的不良反应，而年轻人则没有。所以若老年人出现精神紊乱，首先要排除中枢神经系统药物所致的情况。

2. 对抗凝血药的敏感性增高

老年人对肝素和口服抗凝血药非常敏感，一般治疗剂量即可引起持久的血凝障碍，并有自发性内出血的危险。对抗凝血药敏感性增高的原因可能是：①肝脏合成凝血因子的能力下降；②饮食中维生素K含量不足或维生素K的胃肠道吸收障碍，引起维生素K相对缺乏；③血管的病理改变，包括血管壁变性，弹性纤维减少，血管弹性减少而使止血反应发生障碍。

3. 对利尿药、抗高血压药的敏感性增高

老年人心血管系统与维持水电解质平衡的内环境的稳定功能减弱，一方面使各种利尿药与抗高血压药的药理作用增强，另一方面使许多药物包括吩噻嗪类、左旋多巴、三环类抗抑郁药、苯二氮卓类与利尿药等，引起直立性低血压，其发生率与严重程度均较青壮年为高。

4. 对β受体激动剂与阻断剂的敏感性降低

老年人心脏β肾上腺素受体敏感性降低，对β受体激动剂与阻断剂的反应均减弱。

三、老年人用药的基本原则

1. 优先治疗原则

老年人由于生理性衰老和病理变化，常患有多种慢性疾病，且病情往往复杂多变，用药时应当明确治疗目标，权衡利弊，抓住主要矛盾，避免用药不当导致病情恶化或产生严重不良反应。

2. 用药简单原则

老年人用药应少而精，一般合用药物控制在3~4种以内，减少合并使用类型、作用、不良反应相似的药物，适合使用长效制剂以减少用药次数，同时应从近期和远期疗效结合上综合考虑选药。

3. 用药个体化原则

一般老年患者的初始剂量应由从小剂量开始，逐渐达到个体的最适量，通常为成人剂量的l/2或3/4，有条件的，可开展血药浓度监测，以合理地调整剂量。对于需长期服用药物的老年人来说，应定期监测肝、肾功能及电解质、酸碱平衡状态。注意药物相互作用。

4. 注意饮食调节原则

老年人大多处于负氮平衡代谢，加之由于患有各种慢性疾病，如消瘦、贫血、低蛋白血症等，可能会影响药物治疗的效果，故应重视食物营养成分的选择和搭配，从而更好地发挥药物疗效。如高脂血症患者，通过调整饮食结构、改善生活方式，可取到良好效果；老年性糖尿病患者应控制饮食，以保证降血糖药物的疗效。

四、老年人慎用的药物

（一）神经系统药

1. 抗胆碱药

除一般不良反应外，可引起老年人神志障碍，同时使用两种以上抗胆碱药可能会增加不良反应。

2. 非甾体抗炎药

老年患者更易引起胃肠道和肾脏并发症，血容量减少的患者可出现肾功能衰竭，与利尿药或抗高血压药合用时可减弱疗效，与ACEI合用时易出现高血钾，与抗凝药合用极易引起出血。

3. 吗啡

老年人易产生吗啡蓄积作用，可使用口服速释吗啡制剂，首次剂量要小，以后逐渐增加，治疗癌症转移患者疼痛可以加大剂量，并辅以其他镇痛药，当达到最佳剂量时，可以改用缓释吗啡制剂，每日分两次服用，使用中出现便秘者应适当服用泻药。

4. 镇静催眠药

老年人感觉较为迟钝，反应性降低，应用此类药更易发生不良反应。地西泮在老年人体内的半衰期延长，应延长给药的间隔时间，同时老年人对地西泮的中枢抑制作用更敏感，应用时需谨慎。巴比妥类药物中枢抑制作用时间延长，不宜常规应用。

5. 抗精神失常药

老年人常用的此类药物有吩噻嗪类、丁酰苯类、苯甲酰胺类抗精神病药及三环类抗抑郁药，应用时应合理调整剂量，并积极防止不良反应的发生。

（二）心血管系统药

1. 地高辛

地高辛是治疗充血性心力衰竭的常用药物，由于老年人肾功能减退，应减小其维持剂量，一般给予成人剂量的1/2或1/4，同时监测血药浓度，避免发生中毒。

2. 中枢性降压药

易产生直立性低血压，甚至晕厥，应慎用。避免同时服用可能引起直立性低血压的其他药物。在开始长期治疗前应测量卧位和立位血压，并有规律地复查。

3. 口服抗凝血药

开始使用抗凝血药时剂量要小，各药物间的相互作用使老年人出血的危险性增大，故用药期间注意监测是否有出血倾向。

（三）影响内分泌及代谢药

1. 放射性碘

放射性碘治疗甲状腺功能亢进症疗效确切，但有可能加重老年人该病症状的危险，放射治疗后用抗甲状腺药能迅速降低甲状腺功能，减轻甲状腺功能亢进症的多种并发症。

2. 胰岛素、口服降血糖药

胰岛素、口服降血糖药是治疗2型糖尿病的重要药物，应从小剂量开始，逐渐递增，防止产生低血糖反应。

（四）抗生素类药

在应用抗生素时，需注意以下事项。

（1）老年人肾功能呈生理性减退，按一般常用量接受主要经肾排出的抗生素时，由于药物自肾排出减少，导致在体内积蓄，血药浓度增高，容易有药物不良反应的发生。因此老年患者，尤其是高龄患者，接受主要自肾排出的抗生素时，应按轻度肾功能减退情况减量给药，可用正常治疗量的1/2至2/3。

（2）老年患者宜选用毒性低并具杀菌作用的抗生素。青霉素类、头孢菌素类等β内酰胺类为常用药物。毒性大的氨基糖苷类、万古霉素、去甲万古霉素等药物应尽可能避免应用，有明确应用指征时在严密观察下慎用，同时应进行血药浓度监测，并据此调整剂量，使给药方案个体化，以达到用药安全有效的目的。

（五）其他药物

1. 氨茶碱

氨茶碱松弛支气管平滑肌，用于治疗慢性支气管炎和心源性哮喘，主要在肝脏代谢。老年人由于肝药酶活性下降，易出现中毒反应，应用时应从小剂量试用，并仔细询问氨茶碱的用药史，发现有胃部不适或兴奋失眠时，可用复方氢氧化铝片、地西泮等药物来缓解或停药。

用于眼内压长期缓慢升高的老年患者，窦性心动过缓、房室传导阻滞、慢性呼吸衰竭的患者应慎用；正在使用钙通道阻滞药（特别是维拉帕米）强心苷、β受体阻断药或抗心律失常药（如胺碘酮、丙吡胺、奎尼丁）的患者，不宜使用β受体阻断药滴眼剂。

3. 利尿药

利尿药可能的不良反应有水钠代谢紊乱和急性肾功能不全。老年患者同时使用非甾体抗炎药和ACEI，有引起少尿性急性肾功能不全的危险，因此在治疗前、治疗过程中要经常测量体重、血糖、肌酐和血电解质浓度，并及时调整剂量或暂时停止治疗。

第十七章　妊娠期和哺乳期妇女用药指导

孕妇用药直接关系到下一代的身心健康。在胎儿发育过程的不同阶段，其器官功能尚不完善，如用药不当，就会产生不良影响。1957年妊早期妇女服用沙利度胺（反应停）后发生近万例海豹畸胎，引起世界范围对药物致畸作用的重视。因此，为防止诱发畸胎，妊娠初始3个月妇女应尽量避免服用药物，尤其是已确定或怀疑有致畸作用的药物。如必须用药，应在医师和药师的指导下，选用一些无致畸作用的药物。对致畸性尚未充分了解的新药，一般避免使用。此外，许多药物能从母亲的乳汁中排泄，间接影响婴儿的生长发育，也有可能引起中毒，所以哺乳期妇女用药应考虑药物对乳儿的影响。

一、妊娠期妇女用药

妊娠期妇女用药有时可对孕妇本身产生不良影响。妊娠早期是胚胎器官和脏器的分化期，易受药物的影响引起胎儿畸形。如雌激素、孕激素等，常可致胎儿性发育异常，甲氨蝶呤可致颅骨和面部畸形、腭裂等。妊娠后期应用依托红霉素，引起阻塞性黄疸并发症的可能性增加，可逆的肝毒性反应的发生率可达10%~15%。妊娠晚期服用解热镇痛抗炎药如阿司匹林，可引起过期妊娠、产程延长和产后出血。过量服用含咖啡因的饮料，可使孕妇不安、心跳加快、失眠，甚至厌食。此外，妇女在妊娠期对泻药、利尿药和刺激性较强的药物比较敏感，可能引起早产或流产，应注意。

（一）药物的吸收、分布与消除

妊娠期由于母体生理变化以及激素的影响，药物在孕妇体内的吸收、分布、消除过程，均与非妊娠时有很大不同。

1. 药物的吸收

妊娠期间，胃酸分泌减少，使弱酸性药物吸收减少，弱碱性药物吸收增多。肠蠕动减弱，使口服药物的吸收延缓，达峰时间延长，药峰浓度降低。妊娠妇女由于肺潮气量和每分通气量明显增加，使吸入性药物吸收增加。早孕反应如呕吐，可致药物吸收减少。

2. 药物的分布

妊娠期间血浆容积、脂肪、体液含量均有不同程度的增加，药物的分布容积增大，药物被稀释，血药浓度低于非妊娠期。因妊娠期血浆容积增大，血浆蛋白的浓度相对较低，药物与蛋白结合减少，游离型药物增多，药效增强，进入胎盘的药物和不良反应增多。

3. 药物的消除

妊娠期间，孕激素浓度增高可增强肝药酶活性，提高肝对某些药物的代谢能力。妊娠期心排血量增加，肾血流量及肾小球滤过率均增加，肾排泄药物或其代谢产物加快，使某些药物血药浓度降低。妊娠高血压时，孕妇肾功能受影响，药物可因排泄减少而在体内蓄积。妊娠晚期仰卧位时，肾血流量减少，可使肾排泄药物速度减慢。

（二）药物对妊娠的危险性分级

国际上一般采用美国食品药品管理局（FDA）颁布的药物对妊娠的危险性等级分级的标准，分级标准如下。

A级：在有对照组的研究中，妊娠3个月的妇女未见到对胎儿危害的迹象（并且也没有对其后6个月的危害性的证据），可能对胎儿的影响甚微。

B级：在动物繁殖性研究中（并未进行孕妇的对照研究），未见到对胎儿的影响。在动物繁殖性研究中表现有副作用，这些副作用并未在妊娠3个月的妇女得到证实。

C级：在动物的研究证明它有对胎儿的副作用（致畸或杀死胚胎），但并未在对照组的妇女进行研究，或没有在妇女和动物并行地进行研究。本类药物只有在权衡了对孕妇的好处大于对胎儿的危害之后，方可应用。

D级：有对胎儿的危害性的明确证据，尽管有危害性，但孕妇用药后有绝对的好处（例如孕妇受到死亡的威胁或患有严重的疾病，因此需用此类药物，如应用其他药物虽然安全但无效）。

X级：对动物或人的研究表明它可使胎儿异常。或根据经验认为在人，或在人及在动物，是有危害性的。孕妇应用这类药物显然是无益的。本类药物禁用于妊娠或将妊娠的患者。

还有些药物尚未证明其级别，制药企业在说明书有标明级别，则以“M”标记，如CM。有些药物在不同的孕期应用，选择不同的剂量及用药时间等，对胎儿的危害不同，在级别后加“/”，并注明危险级别，如吗啡在孕期属B类，但足月时、长期用或大量用药则为D类，则标为“B/D”。

（三）不同孕期用药特点

1. 细胞增殖早期

为受精后至18天左右，此阶段胚胎的所有细胞尚未进行分化，细胞的功能活力也相等，对药物无选择性中毒的表现，致畸作用无特异性地影响所有细胞，其结果为胚胎死亡、受精卵流产或仍能存活而发育成正常个体，因此在受精后半个月以内，几乎见不到药物的致畸作用。

2. 器官发生期

为药物致畸的敏感期，此期为受精后3周至3个月。高敏感期为妊娠21~35天，胎儿心脏、神经系统、呼吸系统、四肢、性腺及外阴相继发育。此期如胚胎接触毒物，最易发生先天性畸形。药物对胎儿的致畸作用可表现为形态，也可表现为功能。在敏感期药物的致畸作用与器官形成的顺序也有关系，妊娠3~5周，中枢神经系统、心脏、肠、骨骼及肌肉等均处于分化期，致畸药物在此期间可影响上述器官或系统；在妊娠34~39天期间，可致无肢胎儿；在43~ 47天可致胎儿拇指发育不全及肛门直肠狭窄。

3. 胎儿形成期

此期指妊娠3个月至足月，为胎儿发育的最后阶段，器官形成过程已大体完成，除中枢神经系统或生殖系统可因有害药物致畸外，其他器官一般不致畸，但根据致畸因素的作用强度及持续时间，也可影响胎儿的生理功能和发育成长。

（四）药物对胚胎及胎儿的不良影响

1. 畸形

妊娠早期（即妊娠初始3个月）是胚胎器官和脏器的分化时期，最易受外来药物的影响引起胎儿畸形。沙利度胺（反应停），可引起胎儿肢体、耳、内脏畸形；雌激素、孕激素和雄激素，常引起胎儿性发育异常；叶酸拮抗剂如甲氨蝶呤，可致颅骨和面部畸形、腭裂等；烷化剂如氮芥类药物，可引起泌尿生殖系统异常，指趾畸形；其他如抗癫痫药（苯妥英钠、三甲双酮等）、抗凝血药（华法林）等，均能引起畸形。

2. 神经中枢抑制和神经系统损害

胚胎期已经出现胚胎的中枢神经活动，妊娠期妇女服用镇静、麻醉、止痛、抗组胺药或其他抑制中枢神经的制剂，可抑制胎儿神经的活动，并改变脑的发育。产程中给孕妇麻醉剂（如麻醉乙醚）、镇痛药（如吗啡、哌替啶）、镇静药（如地西泮），可引起胎儿神经中枢抑制及神经系统损害，娩出的新生儿呈现不吃、不哭、体温低、呼吸抑制或循环衰竭等。

3. 溶血

临产期使用某些药物如抗疟药、磺胺药、硝基呋喃类、解热镇痛药（如氨基比林）、大剂量脂溶性维生素K等，对红细胞缺乏葡萄糖–6 –磷酸脱氢酶者可引起溶血。

妊娠后期孕妇使用抗凝药华法林、大剂量苯巴比妥或长期服用阿司匹林治疗，可导致胎儿严重出血，甚至死胎。

4. 其他不良影响

氨基糖苷类抗生素可致胎儿永久性耳聋及肾脏损害。妊娠5个月后用四环素，可使婴儿牙齿黄染，牙釉质发育不全，骨生长障碍。噻嗪类利尿药可引起死胎，胎儿电解质紊乱，血小板减少症。氯喹可引起视神经损害、智力障碍和惊厥。长期应用氯丙嗪，可致婴儿视网膜病变。抗甲状腺药如丙硫氧嘧啶、甲巯咪唑、碘剂，可影响胎儿甲状腺功能，导致死胎、先天性甲状腺功能低下或胎儿甲状腺肿大，甚至压迫呼吸道引起窒息。孕妇摄入过量维生素D，可导致新生儿血钙过高、智力障碍，肾或肺小动脉狭窄及高血压。妊娠期缺乏维生素A，可引起新生儿白内障。分娩前应用氯霉素，可引起新生儿循环障碍和灰婴综合征。

近几年对胎儿体格发育的测定有很大进展，因而有可能观察到药物对胎儿生长发育的影响。现认为普萘洛尔、泼尼松及中枢神经抑制药均可影响胎儿发育，并要特别重视妊娠后半期对胎儿发育的危害性。

（五）妊娠期妇女用药注意事项

1. 了解不同药物在妊娠期对胎儿的影响，安全选药

应尽量选用对孕妇及胎儿安全的药物。在妊娠期用药过程中，要注意用药时间宜短不宜长，剂量宜小不宜大。有条件者应注意测定孕妇血药浓度，以便及时调节剂量，这样既可使靶器官获得有效的药物浓度，又可保证胎儿体内的浓度不致太高。凡属于临床验证的新药以及疗效不确定的药物，都不要用于孕妇。

2. 谨慎使用可引起子宫收缩的药物

垂体后叶素、缩宫素等宫缩剂，小剂量即可使子宫阵发性收缩，大剂量可使子宫强直收缩。临床上主要用于不完全流产、引产、产程中加强宫缩及宫缩激惹试验。用于催产时，如果产妇骨盆小、粘连变形、胎儿大、分娩有困难者，用此类药引产则有子宫破裂之危险，故禁用。对催产素有禁忌证的产妇绝对不能应用，对适合用缩宫素的产妇，应用时也要特别谨慎，发现子宫收缩过强、过频，或胎心异常时，应立即停用。麦角胺、麦角新碱等也可引起子宫强直性收缩，其作用亦较持久，临床上主要用于产后出血，但在胎盘娩出前禁用此药，否则可引起胎儿窒息死亡。

3. 要权衡利弊，在妊娠期绝不滥用抗生素

对疑有感染的孕妇，必须进行详细的临床检查及细菌学检查，必要时应对分离的

致病菌进行药敏试验，最好是根据药敏试验结果选药。疑为真菌感染者，应作真菌培养。致病菌尚未明确时，可在临床诊断的基础上选用抗生素，其原则是首先考虑对患者的利弊，并注意对胎儿的影响，一般多采用 β 内酰胺类药物。对致病菌不明的重症感染患者，宜联合用药。若疑有厌氧菌属感染，可采用对厌氧菌有效的抗生素。

二、哺乳期妇女用药

（一）药物在乳汁中的排泄

乳母用药后药物进入乳汁，但其中的含量很少超过母亲摄入量的1%~2%，故一般不至于给乳儿带来危害，然而少数药物在乳汁中的排泄量较大，乳母服用量应考虑对乳儿的危害，避免滥用。一般分子量小于200的药物和在脂肪与水中都有一定溶解度的物质，较易通过细胞膜。在药物与母体血浆蛋白结合能力方面，只有在母体血浆中处于游离状态的药物才能进入乳汁，而与母体血浆蛋白结合牢固的药物如抗凝血的华法林，不会在乳汁中出现。另外，要考虑药物的解离度，解离度越低，乳汁中药物浓度也越低。弱碱性药物（如红霉素）易于在乳汁中排泄，而弱酸性药物（如青霉素）较难排泄。

（二）哺乳期妇女用药注意事项

1. 选药慎重，权衡利弊

药物对母亲和所哺育的婴儿会有哪些危害和影响，要进行利弊权衡。如药物弊大于利，则应停药或选用其他药物和治疗措施。对可用可不用的药物尽量不用；必须用者要谨慎应用，疗程不要过长，剂量不要过大。用药过程中，要注意观察不良反应。

2. 适时哺乳，防止蓄积

避免在乳母血药浓度高峰期间哺乳，可在乳母用药前，血药浓度较低时段哺喂婴儿。避免使用长效药物及多种药物联合应用，尽量选用短效药物，以单剂疗法代替多剂疗法，这样可以减少药物在乳儿体内蓄积的机会。

3. 非用不可，选好替代

如哺乳期的母亲患病必须用药时，则应选择对母亲和婴儿危害和影响小的药物替代。如乳母患泌尿道感染时，不用磺胺类药，而用氨苄西林代替，这样既可有效地治疗乳母泌尿道感染，又可减少对婴儿的危害。

4. 代替不行，人工哺育

如果乳母必须使用某种药物进行治疗，而此种药物对婴儿会带来危害时，可考虑暂时采用人工喂养。

第十八章　驾驶员用药指导

在日常各项工作中，驾驶员（包括驾驶飞机、车船，操作机械、农机具手和高空作业人员）常因服药后影响其正常反应，出现不同程度的疲倦、嗜睡、困乏和精神不振、视物模糊、辨色困难、多尿、平衡力下降等，都会影响人的反应能力，容易出现危险和人身事故。医师、药师应指导驾驶员了解这方面的知识，以确保驾驶员的用药安全。

一、驾驶员应慎用的药物

1. 引起驾驶员嗜睡的药物

（1）抗感冒药：多采用复方制剂，组方有解热药、鼻黏膜血管收缩药或抗过敏药，后两者可缓解鼻塞、打喷嚏、流鼻涕和流泪等症状，但服药后易使人嗜睡。

（2）抗过敏药：可拮抗致敏物组胺，同时也抑制大脑的中枢神经，引起镇静，服后表现为神志低沉、嗜睡，其强度因个人的敏感性、品种和剂量而异。

（3）镇静催眠药：所有的镇静催眠药对中枢神经都有抑制作用，可诱导睡眠。

（4）抗偏头痛药：苯噻啶服后可有嗜睡和疲乏。

（5）质子泵抑制剂：奥美拉唑、兰索拉唑、泮托拉唑服后偶见有疲乏、嗜睡的反应。

2. 引起驾驶员眩晕或幻觉的药物

（1）镇咳药：右美沙芬、那可丁可引起嗜睡、眩晕；喷托维林（咳必清）于服后1分钟可出现头晕、眼花、全身麻木，并持续4~6小时。

（2）解热镇痛药：双氯芬酸服后可出现腹痛、呕吐、眩晕，发生率约1%，极个别人可出现感觉或视觉障碍、耳鸣。

（3）抗病毒药：金刚烷胺可刺激大脑与精神有关的多巴胺受体，服后有幻觉、精神错乱、眩晕、嗜睡、视力模糊。

（4）抗血小板药：双嘧达莫服后约25%的人出现头痛、眩晕。周围血管扩张药氟桂利嗪常使人有抑郁感、嗜睡、四肢无力、倦怠或眩晕。

3. 引起驾驶员视物模糊或辨色困难的药物

（1）解热镇痛药：布洛芬服后偶见有头晕、头昏、头痛，少数人可出现视力降低和辨色困难。吲哚美辛可出现视力模糊、耳鸣、色视症。

（2）解除胃肠痉挛药：东莨菪碱可扩大瞳孔，持续3~5天，出现视物不清。阿托品可使睫状肌调节麻痹，导致驾驶员视近物不清或模糊，约持续1周。

（3）扩张血管药：双氢麦角碱除偶发呕吐、头痛外，还可使视力模糊而看不清路况。

（4）抗心绞痛药：硝酸甘油服后可出现视力模糊。

（5）抗癫痫药：卡马西平、苯妥英钠、丙戊酸钠在发挥抗癫痫病作用的同时，可引起视力模糊、复视或眩晕，使驾驶员看路面或视物出现重影。抗精神病药利培酮服后偶见头晕、视力模糊、注意力下降等反应。

4. 引起驾驶员定向力障碍的药物

（1）镇痛药：哌替啶注射后偶致定向力障碍、幻觉。

（2）抑酸药：雷尼替丁、西咪替丁、法莫替丁可减少胃酸的分泌，但能引起幻觉、定向力障碍。

（3）避孕药：长期服用可使视网膜血管发生异常，出现复视、对光敏感、疲乏、精神紧张，并使定向能力发生障碍，左右不分。

5. 引起驾驶员多尿或多汗的药物

（1）利尿药：阿米洛利及复方制剂服后尿液排出过多，出现口渴、头晕、视力改变。

（2）抗高血压药：复方利血平氨苯蝶啶片（北京降压0号）服后使尿量增多，尿意频繁，影响驾驶。吲达帕胺服后3小时产生利尿作用，4小时后作用最强，出现多尿、多汗或尿频。哌唑嗪服后出现尿频、尿急。

二、防范措施

服药后出现不良反应的时间和程度不易控制，迄今在科学上也难以克服。对驾驶员来说，生病时既要服药，又要保证驾驶安全，因此，采取必要的防范措施，坚持合理用药就显得格外重要。

（1）开车前4小时慎用上述药物，或服后休息6小时再开车。

（2）注意复方制剂中有无对驾驶能力有影响的成分。

（3）对易产生嗜睡的药物，服用的最佳时间为睡前半小时，既减少对日常生活带来的不便，也能促进睡眠。有些感冒药分为日片或夜片，如日夜百服宁片、白加黑感冒片，日片不含抗过敏药，极少引起嗜睡，在白天宜尽量服用日片。

（4）改用替代药。如过敏时尽量选用对中枢神经抑制作用小的抗过敏药，如咪唑斯汀、氯雷他定、地洛他定。感冒时选用不含镇静药和抗过敏药的药物。

（5）如患糖尿病，在注射胰岛素和服用降糖药后稍事休息，如血糖过低或头晕、眼花、手颤，可进食少量食物或巧克力、水果糖等预防低血糖。

（6）千万不要饮酒或含酒精饮料。乙醇是一种中枢神经抑制剂，可增强催眠药、镇静药、抗精神病药的毒性。

（7）注意药品的通用名和商品名。有时同一药品有不同的商品名，医师和药师要注意辨认，并向患者交代清楚，不要重复使用。

第十九章　运动员用药指导

一、兴奋剂的概念和分类

兴奋剂是指运动员参赛时禁用的药物，具体是指能起到增强或辅助增强自身体能或控制能力，以达到提高比赛成绩的某些药物或生理物质。兴奋剂的品种在不断增多，国际奥林匹克委员会的禁用药物目录已达100余种。它分为六类：一是精神刺激剂，如麻黄素、可卡因、苯丙胺等；二是合成类固醇，如甲睾酮、苯丙酸诺龙等；三是利尿剂，如呋塞米、依他尼酸、螺内酯等；四是麻醉镇痛剂，如可卡因、哌替啶、芬太尼等；五是β受体阻断剂，如普萘洛尔等；六是肽激素类，如人生长激素、人促红素或重组人促红素、促性腺激素等。

二、运动员用药指导

运动员使用以下药物后会引起不良后果，应禁用或慎用。

1. 合成类固醇

此类药能促使体格强壮、肌肉发达、增强爆发力，并缩短体力恢复时间，故常被短跑、游泳、投掷、摔跤、柔道、健美、自行车、滑雪、橄榄球等运动员使用。但它潜在有较大的不良反应：男性长期应用，会导致阳痿、睾丸萎缩、精子生成减少，甚至无精子，而影响生育；女性长期应用，可导致月经紊乱，甚而闭经和不孕，同时还会出现男性化症状，如多毛、长胡须、声音变粗、脱发、性功能异常等，即使停药也不可逆转。更为严重的是，不论男女，均会诱发高血压、冠心病、心肌梗死与脑动脉硬化和脑血管破裂，以及引起肝癌、肾癌等疾患。

2. 精神刺激剂

如麻黄素能提高运动员的呼吸功能，改善循环，增加供氧能力，并能振奋精神，但长期服用，会有头痛、心慌、焦虑、失眠、耳鸣、颤抖等不良反应。严重中毒时，会因心力衰竭和呼吸衰竭而死亡。再如可卡因会使运动员情绪高涨、斗志昂扬，还能产生欣快感，能忍受竞技造成的伤痛，并提高攻击力，但用量大时，会出现中毒症状，如呼吸快而浅、血压上升等，严重时会因呼吸麻痹而死亡。

3. β 受体阻断剂

有镇静效果，如射击、体操、滑雪、赛车等项目的运动员服用后，可降低血压、减慢心率、减少心肌耗氧量，增加人体平衡功能，增强运动耐力，尤其能消除运动员比赛前的紧张心理，使之正常或超常发挥竞技水平，取得良好成绩。但滥用此类药物，会引起头晕、失眠、抑郁、幻觉、心动过缓、低血压，严重者可诱发支气管哮喘。若长期使用后突然停药，则会引发心跳过速、心肌梗死，乃至突然死亡。

4. 利尿剂

可帮助人短时间内急速降低体重，易造成人体严重脱水、肾衰竭。

5. 麻醉性镇痛剂

其能使伤口进一步恶化，导致呼吸困难和药物依赖，常被游泳和长跑运动员使用。

6. 肽激素类

如人生长激素（HGH）的作用是刺激骨骼、肌肉和组织的生长发育，其危害表现为手、足、脸以及内部器官的不正常发育，常被田径、举重等运动员使用。再如红细胞生成素可导致肝功能和心脏功能衰竭，并易引起糖尿病，常被自行车、赛艇、短跑和长跑运动员使用。

附录　临床不合理用药案例分析

一、超出药品说明书规定的功能主治用药

1. 典型案例

患者，女，67岁。因“慢性支气管炎”给予血塞通注射液0.3g静脉滴注，2分钟后出现喉头紧缩感，皮肤瘙痒，胸闷，视物不清，抽搐，昏迷，小便失禁。停药，经吸氧、抗过敏治疗后逐渐好转。

2. 不合理用药分析

血塞通注射液功能活血祛瘀，通脉活络。用于中风偏瘫、瘀血阻络证，动脉粥状硬化性血栓性脑梗死、脑栓塞、视网膜中央静脉阻塞见瘀血阻络证者。

二、不合理用法用量

（一）不合理给药途径

例如：说明书中规定给药途径为肌内注射而用于静脉注射者，或未按说明书规定，将注射剂用于关节腔局部给药、雾化吸入、直肠给药、口服、外用等。

1. 典型案例

患者，女，50岁。因“腰痛”就诊。给予野木瓜注射液4ml作腰椎束旁痛点封闭注射后，突然出现胸闷、心悸、全身麻木，即予吸氧，皮下注射地塞米松、肾上腺素，静脉滴注葡萄糖酸钙、碳酸氢钠等，上述症状好转，约2小时后，上述症状重复出现，再次给予地塞米松、肾上腺素、呋塞米治疗，胸闷、气促未见明显好转，颈、胸部出现皮疹，后经对症处理症状缓解。

2. 不合理用药分析

野木瓜注射液的用法用量中注明：用药途径为肌内注射。本患者采用穴位注射，使用方法不对。

（二）滴速过快

1. 典型案例

患者，女，60岁。因肺癌术后给予静脉滴注康莱特注射液，大约30分钟后，已

输进约60~70ml时，出现畏寒、发热症状，立即予以停止输液，并静脉注射地塞米松5mg，20分钟后，症状改善。

2. 不合理用药分析

康莱特注射液的用法用量中注明：首次使用，滴注速度应缓慢，开始10分钟滴速应为20滴/分，20分钟后可持续增加，30分钟后可控制在40~60滴/分。

（三）浓度过大

1. 典型案例

患者，男，37岁。因患带状疱疹，于2005年8月21日给予阿昔洛韦0.75g加入生理盐水50ml，静脉滴注。次日，用药后10分钟出现腰痛、全身不适而停止，休息半小时后自觉好转后继续再药，用完后上述症状加重，转院，诊断为急性肾衰。

2. 不合理用药分析

说明书要求取本品0. 5g加入10ml注射用水中，使浓度为50g/L，充分摇匀成溶液后，再用氯化钠注射液或5%葡萄糖注射液稀释至至少100ml，使最后药物浓度不超过7g/L。

（四）稀释液使用不当

1. 典型案例

患者，女，33岁。因“头昏、乏力”就诊，血压100/60mmHg，按医嘱先后给予生脉注射液、能量合剂静脉滴注治疗，在第一组液体（生理盐水250ml+生脉注射液40ml）静脉给药约2分钟时，患者出现胸闷、心悸、手麻，口唇发绀，四肢发冷，大汗淋漓，立即停药，给予吸氧、抗过敏治疗后逐渐好转。

2. 不合理用药分析

生脉注射液用法用量中注明：用5%葡萄糖注射液250~500ml稀释后使用。

（五）超剂量用药

对于不同适应证、不同人群（儿童、老人等）的具体用药剂量应以说明书的规定为标准。

1. 典型案例

案例1：患者，女，64岁。因“冠心病”给予丹参注射液30ml+5%葡萄糖注射液250ml静脉滴注，出现头痛、头晕、颜面潮红、心悸，立即停止输液，给予吸氧、对症治疗后逐渐缓解。

案例2：患儿，女，10岁，体重25kg。因"咳嗽"就诊，给予双黄连注射液50ml加入5%葡萄糖注射液250ml静脉滴注，20分钟后，患儿出现呼吸困难、面部潮红，立即停药，测血压、脉搏正常，予抗组胺药对症治疗，20分钟后好转。

2. 不合理用药分析

案例1：丹参注射液用法用量中注明：静脉滴注，每次10~20ml，用5%葡萄糖注射液100~500ml稀释后使用，每日1次。

案例2：双黄连注射液正常剂量为25 ml加入5%葡萄糖注射液250ml静脉滴注。

（六）不合理给药次数

1. 典型案例

患者于2007年6月8日10时入院，入院诊断为子宫肌瘤伴慢性宫颈炎。于6月9日行腹式子宫全切术，术前尿常规检查正常，肝功能正常，肾功能检查示：肌酐51.4 μmol/L，尿素3.98mmol/L（正常）。从6月8日入院，予患者注射用盐酸克林霉素2.4g，1次/天（0.6g/支，粉针剂），硫酸阿米卡星注射液（2ml∶0.2g/支）。6月9日施行手术，6月10日患者出现尿量减少，尿量为750ml，给予呋塞米注射液，尿量增加。6月11日7∶00至10∶00患者尿量为20ml，B超检查示：双肾实质回声改变，双侧输尿管不扩张；肾功能检查示：肌酐363.1 μmol/L。

2. 不合理用药分析

克林霉素注射液说明书中明确提示：严重感染：1.2~2.4g/d，可分为2~4次给药。

三、配伍禁忌用药

1. 典型案例

患者，男，38岁。因"头晕、发热"至诊所就诊，查体温38.5℃，诊断为急性上呼吸道感染。给予5%葡萄糖氯化钠注射液250ml、双黄连注射液20ml、林可霉素注射液3g、利巴韦林注射液0.5g、地塞米松5mg置同一瓶中静脉滴注，当日使用未出现不良反应症状。第二天，重复使用上述药品，用药后5~10分钟后自感胸闷、气喘，立即停药，症状加重，牙关紧闭，随后呼吸、心跳消失，5分钟后送至镇卫生院，抢救无效死亡。

2. 不合理用药分析

中药注射剂与其他药品混合配伍使用，以及违反说明书规定的其他配伍禁忌者，为不合理用药。

四、禁忌证用药

1. 典型案例

患者，女，35岁。既往青霉素过敏史。因“蚊虫叮伤继发感染”给予头孢曲松钠治疗。大约2分钟后，患者全身不适，立即停止输液，15分钟后患者突然心跳停止，继续抢救无效死亡。

2. 不合理用药分析

头孢曲松钠说明书【禁忌】和【注意事项】项中，已明确注明：本品禁用于对头孢菌素过敏的患者。使用本品前应详细询问患者过敏史，对于任何过敏体质患者均应慎用本品。对青霉素过敏者可能会对本品产生交叉过敏反应，应慎用。国家药品不良反应监测中心病例报告数据库分析显示，存在过敏体质或对头孢曲松钠、青霉素过敏者的用药情况，易导致患者死亡的严重后果。

五、用药期间饮酒

1. 典型案例

患者，男，60岁。因上呼吸道感染给予头孢曲松钠治疗，每天一次。第三天上午患者饮酒后，突然出现呼吸困难，立即给予抢救，症状逐渐减轻。

2. 不合理用药分析

头孢曲松钠可影响乙醇代谢，使血中乙酰醛浓度上升，表现为面部潮红、头痛、眩晕、腹痛、恶心、呕吐、气促、心率加快、血压降低、嗜睡、幻觉等。故用药期间及停药后1周内应避免饮酒，也应避免口服含乙醇类的药物、饮料或静脉给予含乙醇的药物。

六、特殊人群用药

1. 典型案例

患儿，男，2个月，体重6kg。因“发热39.5℃”给予0. 9%氯化钠250ml+头孢噻肟钠0.5g、5%葡萄糖100ml+炎琥宁80mg、5%葡萄糖250ml+清开灵注射液10ml静脉滴注，口服泰诺1ml。静脉滴注清开灵注射液30分钟（约80ml）后患儿出现畏寒、寒战、面色苍白、四肢痉挛、口渴、面色变黄至灰黑，神志清。立即停药，静脉注射地塞米松5mg未见好转，转送上级医院。到达上级医院（此时距开始用药时间2小时20

分钟）时患儿全身抽搐、口唇发绀、面色青紫，随即呼吸、心跳停止，经抢救无效死亡。

2. 不合理用药分析

3个月内小儿发热，可采用物理降温的方法，不推荐使用退热药。3个月以上儿童体温≥38.5℃，可以使用退热药。但必须每次用药间隔4~6小时。效果不佳时，不能随意增加剂量或用药次数，连续使用不得超过3天。该患儿无使用头孢抗生素的指征，中药注射液使用原则为能口服就不肌内注射，能肌内注射就不静脉注射使用。并且，多药合用易致不良反应发生。

七、药品相互作用

1. 典型案例

患者，女，75岁。因“高血压病、房颤”服用地高辛（0.25 mg/d）长达4年之久，在加服甲基红霉素（250mg，每日2次）后的第3天，出现地高辛毒性反应（血药浓度4.2nmol/L）。立即予地高辛剂量减半并停用甲基红霉素，8天后出院。

2. 不合理用药分析

地高辛生物利用度大约为70%，肠壁中P-糖蛋白可使地高辛返回肠腔，从而减少药物的吸收量，大环内酯类抗生素可抑制P-糖蛋白的泵作用，使地高辛吸收增加 。

参考文献

［1］张燕燕．现代临床医学概论［M］．2版．北京：科学出版社，2012.

［2］葛均波，徐永健，王辰．内科学［M］．9版．北京：人民卫生出版社，2018.

［3］陈孝平，汪建平，赵继宗．外科学［M］．9版．北京：人民卫生出版社，2018.

［4］郝伟．精神病学［M］．6版．北京：人民卫生出版社，2018.

［5］戴波．药品经营质量管理规范实训教程［M］．北京：中国医药科技出版社，2018.

［6］王卫平，孙锟，常立文．儿科学［M］．9版．北京：人民卫生出版社，2018.

［7］江载芳，申昆玲，沈颖．褚福棠实用儿科学［M］．8版．北京：人民卫生出版社，2015.

［8］孙虹，张罗．耳鼻咽喉头颈外科学［M］．9版．北京：人民卫生出版社，2018.

［9］谢幸，孔北华，段涛．妇产科学［M］．9版．北京：人民卫生出版社，2018.

［10］曹泽毅．中华妇产科学［M］．3版．北京：人民卫生出版社，2014.